Chronische Erschöpfung – nur müde oder wirklich krank?

Carolina Kattan

Chronische Erschöpfung – nur müde oder wirklich krank?

Ein Wegweiser zu Vitalität und Lebensfreude nach der Pandemie

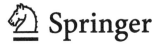

Carolina Kattan
Hauset, Belgien

ISBN 978-3-662-63873-6   ISBN 978-3-662-63874-3   (eBook)
https://doi.org/10.1007/978-3-662-63874-3

Die Deutsche Nationalbibliothek verzeichnet diese Publikation in der Deutschen Nationalbibliografie;
detaillierte bibliografische Daten sind im Internet über http://dnb.d-nb.de abrufbar.

Planung/Lektorat: Joachim Coch
Springer ist ein Imprint der eingetragenen Gesellschaft Springer-Verlag GmbH, DE und ist ein Teil von
Springer Nature.
Die Anschrift der Gesellschaft ist: Heidelberger Platz 3, 14197 Berlin, Germany

Inhaltsverzeichnis

1

Einleitung

Chronische Müdigkeit – eine ernste Volkskrankheit oder nur ein Lifestyle-Phänomen?

Immer mehr Menschen klagen über andauernde Müdigkeit und verminderte Leistungsfähigkeit, trotz ausreichendem Schlaf. Die Betroffenen fühlen sich tagsüber sehr müde und leiden unter den Auswirkungen, die diese Müdigkeit auf ihren Alltag hat. Die aus dieser chronischen Erschöpfung resultierenden Folgen sind oftmals dramatischer als bisher angenommen, weshalb sich die Frage nach einer ernsthaften Erkrankung stellt. Es ist nicht nur das Gefühl, vor lauter Müdigkeit nicht richtig am Leben teilzunehmen. Das Wohlbefinden wird vor allem durch die Auswirkungen auf die allgemeine Lebenslust, die geistige Flexibilität, die gebremste Kreativität, die gewohnte Aktivität und die fehlende Selbstinitiative negativ beeinflusst.

Ein solcher Zustand behindert die persönliche Entfaltung und führt nicht selten zu einer großen Unzufriedenheit mit sich selbst und der Gesamtsituation, vor allem wenn die Ursache für die Müdigkeit noch nicht geklärt ist. Umfragen der Deutschen Gesellschaft für Allgemeinmedizin zufolge ist auch ein Großteil der jüngeren Bevölkerung davon betroffen. Vor allem Frauen beklagen Erschöpfungszustände häufiger als Männer.

Manchmal ist es aber auch ein selbstgewählter Lifestyle, der uns auf Dauer müde und später krank macht. Auch äußere Umstände, auf die wir

C. Kattan, *Chronische Erschöpfung - nur müde oder wirklich krank?*, https://doi.org/10.1007/978-3-662-63874-3_1

wenig Einfluss haben, können dazu führen, dass wir uns durch einen veränderten Tagesablauf oder den Wegfall gewohnter Aktivitäten schlechter motivieren können oder weniger eigenen Antrieb verspüren.

Die Welt wird seit Anfang 2020 durch das neuartige Coronavirus SARS-CoV-2 in Atem gehalten und aufgewühlt. Die damit zusammenhängenden sozialen und wirtschaftlichen Auswirkungen setzen viele Menschen unter enormen Stress und stellen sie vor ungeahnte Herausforderungen. Wir wurden überrascht und überfallen von dem Virus und nun werden wir zwangsläufig entschleunigt, müssen Einschränkungen in Kauf nehmen und sind dazu angehalten umzudenken. Die Pandemie hat unsere gewohnte Lebensführung durcheinandergebracht und manch einer[1] fühlt sich sicherlich daran gehindert, ein gesundheitsbewusstes, aktives und emotional ausgeglichenes Leben zu führen. Nicht nur die oftmals angefutterten Corona-Pfunde, sondern auch depressive Verstimmungen, vermehrte Einsamkeit und finanzielle Sorgen belasten viele Menschen, was den sozialen Rückzug nochmal verstärkt.

Durch den wiederholten Lockdown mit Kontaktverboten und Kontaktbeschränkungen war die Selbstdisziplin gefragter denn je. Nicht allen ist es gelungen, weiterhin gesund zu essen, sich ausreichend zu bewegen, Sport zu treiben und mit Freunden in Kontakt zu bleiben. Vor allem durch die mangelnde Bewegung hat sich so manch einer lästige Pfunde angefuttert oder überwiegend träge auf dem Sofa gelegen und Trübsal geblasen. Die schlechte Stimmung resultierte oftmals aus negativen, angstbesetzten Gedanken, vor allem aus Zukunftsängsten. Bleibt ein solcher Zustand über längere Zeit bestehen, verfestigt sich das schlechte Körpergefühl, die Müdigkeit wird immer unerträglicher und die negativen Gedanken können immer schlechter unterbrochen werden, woraus sich ein Teufelskreis ergibt. Durch die sorgenvollen Gedanken entstehen unangenehme Körperempfindungen, die einen blockierenden Effekt auf die Umsetzung sämtlicher Pläne haben können. Wenn Sie sich diesen Zusammenhang nicht rechtzeitig bewusst machen und aktiv etwas dagegen unternehmen, entwickelt sich daraus nicht selten eine depressive Erkrankung. Vor allem Erkrankte, die aufgrund eines sogenannten Long-COVID-Verlaufes über Leistungsminderung, Luftnot und anhaltende Müdigkeit klagen, werden immer wieder mit den Auswirkungen der Viruserkrankung SARS-CoV-2 konfrontiert.

---

[1]Aus Gründen der besseren Lesbarkeit wird im Folgenden auf die gleichzeitige Verwendung weiblicher und männlicher Sprachformen verzichtet und das generische Maskulinum verwendet. Sämtliche Personenbezeichnungen gelten gleichermaßen für alle Geschlechter.

Den Einen trifft es zum Beispiel durch einen schweren Krankheitsverlauf, den Tod eines Angehörigen, den Verlust des Arbeitsplatzes oder Einsamkeit durch soziale Isolation besonders hart. Ein kleiner Teil der Bevölkerung hingegen spürt nicht ganz so viel von den Folgen der Pandemie oder tut diese sogar als Erfindung der Regierung ab. Letztendlich betrifft es aber alle.

Selbst wenn der Taktgeber allen öffentlichen Lebens für einige Zeit noch ein unsichtbarer Feind ist, so wird es irgendwann auch wieder anders sein und eine Art neue Normalität Einzug halten. Die Probleme, die es nach der Krise geben wird, werden denen vor der Krise ähneln:

Wer sich also schon vor der Corona-Krise schlecht selbst motivieren konnte und unter Tagesmüdigkeit gelitten hat, der hat es während eines Lockdowns mit Kontaktbeschränkung besonders schwer. Da die Pandemie leider noch nicht überstanden ist, eine Impfung nur einen zeitlich begrenzten Schutz bietet und da die Dauer der Immunität noch unklar ist, sollten wir uns in den nächsten Monaten auf weitere soziale Einschränkungen gefasst machen. Um möglichst gut vorbereitet zu sein, sollten Sie bis dahin sämtliche Maßnahmen und Hilfsmittel zur Vorbeugung und Bekämpfung von Tagesmüdigkeit und negativen Gedanken kennen und anwenden können.

Wie viele Menschen unter dieser Problematik leiden und wie ein strukturiertes Vorgehen weiterhilft, soll Ihnen ein kurzer Exkurs zu meiner Praxistätigkeit verdeutlichen:

Praxisbeispiel

Von Bekannten und Freunden werde ich des Öfteren gefragt, mit welchen Problemen die Menschen zu mir in die Sprechstunde kommen. Husten, Schnupfen, Kreislaufprobleme, Rückenschmerzen und schlechte Stimmung sind die häufigsten Gründe für Arztbesuche beim Hausarzt und damit einhergehend meist auch die Bitte, eine Krankschreibung zu erhalten. Das klingt möglicherweise eintönig, gibt die Realität aber ganz gut wieder und lässt erst einmal nicht erahnen, wie wahnsinnig abwechslungsreich der Arztberuf ist. Jeder Mensch ist anders und das macht die Arbeit spannend und interessant. Da der menschliche Körper, die Psyche und alle damit zusammenhängenden Probleme sehr komplex sind, ist es in manchen Fällen sogar notwendig eine Art Recherche zu betreiben, bis man dem ursächlichen Problem auf den Grund kommt.

So auch bei den Patienten, die sich mit dem Symptom „allgemeine Müdigkeit" in der Praxis vorstellen und Hilfe suchen. Diese Patienten berichten darüber, sich seit Monaten ständig müde zu fühlen. Nach dem Aufstehen haben sie beispielsweise das Gefühl, von einem Laster überrollt worden zu sein. Sie fühlen sich wie „gerädert", obwohl sie lange genug geschlafen haben. Sobald sie sich hinsetzen würden, breite sich ein starkes Erschöpfungsgefühl in ihrem Körper aus. Kleine Spaziergänge zum Supermarkt oder nur Treppen-steigen wird als beschwerlich beschrieben. Andere wiederum erzählen, nie richtig wach zu werden, nicht leistungsfähig zu sein und den ganzen Tag wie in „Trance" zu verbringen. Der Tag laufe wie ein Film an ihnen vorbei, ohne dass sie sich jemals so richtig fit und kraftvoll fühlen. Das Schlafbedürfnis sei enorm hoch und oftmals fühlen sie sich auch nach der Nacht nicht richtig aus-geruht. Manchmal ist der Leidensdruck so groß, dass nicht nur die Lebens-qualität darunter leidet sondern die Besorgnis entsteht, es könne sich eine behandlungsbedürftige, schwere Erkrankung hinter dem Energiemangel ver-bergen.

Vorab sei gesagt, dass dies in der Regel nicht der Fall ist. Vielmehr ist das Gefühl eines Energiemangels nicht selten selbstgemacht und entsteht durch eine ungünstige Lebensführung. Dennoch sind Zweifel und Sorgen vor einer ernsten Erkrankung gut nachvollziehbar. Deshalb sollte man genau hinsehen und die wichtigsten Gründe für ein Müdigkeitssyndrom medizinisch abklären lassen.

Doch was genau versteckt sich hinter einer anhaltenden Erschöpfung und einer unerklärlichen Tagesmüdigkeit? Nach der Lektüre dieses Ratgebers werden Sie deutlich klarer sehen.

Mit den üblichen Labortests können einige offensichtliche Ursachen herausgefunden werden, die Müdigkeit hervorrufen. Neben labortechnisch feststellbaren Gründen gibt es jedoch weitere Ursachen, die Sie bedenken sollten: Ein hoher persönlicher Leistungsanspruch, emotionale Konflikte, die wachsenden Anforderungen in Beruf und Familienalltag ebenso wie ver-schiedene Umwelteinflüsse sind einige Beispiele, die zu einer psychischen Überlastung führen können. Persönliche Ängste, Existenzsorgen oder Leistungsdruck sowie ein hohes Verantwortungsgefühl können es zudem schwer machen, auch mal „nein" zu sagen und die eigenen Bedürfnisse in den Vordergrund zu stellen.

In schwierigen Lebenssituationen verlieren wir uns schnell selbst aus den Augen, halten durch, funktionieren so gut es geht und vergessen dabei, dass in dieser Zeit Phasen der Entspannung besonders wichtig sind, damit sich Körper und Geist wieder regenerieren können. Bei dem unfassbar großen Angebot, das die moderne Welt heutzutage für uns bereithält, ist es zudem schwer, Prioritäten zu setzen und das Wesentliche nicht aus den Augen zu verlieren. Eine permanente Reizüberflutung, durchgehende tele-fonische Erreichbarkeit und die auf uns einprasselnden Informationen aus den Medien erschweren ein Abschalten. Hektik kann ausbrechen, wir nehmen uns keine Zeit für eine gesunde Ernährung und hetzen durch den Alltag, ohne unser Leben richtig zu genießen. Dabei kann schnell das innere Gleichgewicht ins Wanken geraten und schlechte Stimmung überhandnehmen. Die Müdigkeit schützt den Körper davor, sich noch mehr zuzumuten und sich zu überanstrengen. Vom Organismus wird sozusagen die Notbremse gezogen. Jetzt ist es höchste Zeit für eine konsequente Lebensstiländerung.

Hinter der Müdigkeit können aber auch andere ernst zu nehmende Erkrankungen stehen, die mit einer entsprechenden Anamneseerhebung, Laboruntersuchungen und weiteren diagnostischen Maßnahmen ausgeschlossen werden müssen. In einem längeren Gespräch versuche ich deshalb erst einmal die Situation sachlich zu betrachten. Jedes Müdigkeitsempfinden ist, vergleichbar mit der Schmerzempfindlichkeit, individuell unterschiedlich und unterliegt einer persönlichen Bewertung. In der Fachsprache der Medizin wird dieses subjektive Gefühl der Müdigkeit auch als *„fatigue"* bezeichnet, die organische oder psychische Ursachen haben kann.

Mit Ihren Empfindungen müssen Sie sich jedoch keinesfalls abfinden. Oftmals fühlen Betroffene sich von ihrem Umfeld oder vielleicht sogar ihrem Arzt nicht ernst genommen, obwohl sie ein ernstes Problem haben. Sie werden im Extremfall als Hypochonder oder Simulant abgestempelt und der Leidensdruck wird immer größer. Damit ist jetzt Schluss!

Eine gezielte Anamneseerhebung klärt unter anderem, wann die Müdigkeit am größten ist und ob es Momente gibt, in denen die Müdigkeit geringer oder ganz weg ist. Welche Tätigkeiten im Verlauf des Tages können gut bewältigt werden und was nicht? Es ist auch entscheidend, wie der Betroffene seine Müdigkeit bewertet. Wie viel Schlaf und wie viel Tagesmüdigkeit er für tolerabel hält und welche Möglichkeiten der Stressbewältigung ihm zur Verfügung stehen.

Meist ist es so, dass die Müdigkeit zwar als quälend und lästig empfunden wird, aber ein allgemeiner Kraftmangel bei der Untersuchung nicht feststellbar ist. Oftmals liegt ein ereignisreicher, recht aktiver Tag hinter den Ratsuchenden.

Warum empfinden einige Menschen also diese Müdigkeit? Und ab wann sollten sie etwas dagegen unternehmen? Sind sie einfach nur erschöpfter und müder als andere oder versteckt sich dahinter etwas anderes? Welche Möglichkeiten bringen wieder neue Kraft, neuen Antrieb, Inspiration und Freude ins Leben?

Auf der biochemischen Ebene erzeugt der Mensch seine Energie in den Mitochondrien, den körpereigenen Kraftwerken, die mit ausreichend Nährstoffen versorgt sein müssen, um einwandfrei zu funktionieren. Der Markt ist voll mit Werbung gegen Müdigkeit, Mittelchen zur Nahrungsergänzung und allgemeinen Stärkung, Entgiftungsbehandlungen und Gesundheitskuren, die bei den Verbrauchern große Hoffnungen wecken.

Die Erfolgsversprechen sind kritisch zu betrachten und die Anwendungen mit Vorsicht zu genießen. Sie sollten bei solchen Werbeversprechen immer bedenken, dass die Symptome, die beispielsweise bei Müdigkeit, körperlichen Schmerzen oder einer depressiven Stimmung auftreten, schwer erfassbar oder schlecht messbar sind und in Studien dazu führen können, dass es zu Scheinbehandlungen kommt. Das bedeutet, dass positive Effekte gesehen werden, die aber nicht unbedingt auf das angewendete Mittel zurückzuführen sind.

Dieser Ratgeber soll unter anderem Ihren Blick dafür schärfen, welche Angebote eine sinnvolle Ergänzung sein können und wofür Sie sich Ihr Geld lieber sparen.

Dies und noch vieles mehr erfahren Sie in den folgenden Kapiteln, die Ihnen als Leitfaden dienen sollen, wie Sie sich von Ihrer Müdigkeit befreien können.

Auf der psychologischen Ebene wird unser Energieniveau vor allem durch unser Denken, unser Fühlen und Handeln beeinflusst. Wir stellen einen Großteil unserer Lebensenergie durch unsere persönliche Haltung, unsere Weltanschauung und unsere Lebensführung selbst her. Andererseits verbrauchen wir aber unter manchen Lebensumständen mehr Energie, als wir für eine ausgeglichene Energiebilanz benötigen. Müdigkeit, für die keine spezifische Erkrankung gefunden wird, kann deshalb am besten mit dem biopsychosozialen Modell erklärt werden. Der zweite Teil des Buches bezieht sich auf dieses Modell, das die unzertrennbare Einheit von Körper und Seele und deren empfindliches Zusammenspiel erklärt, und gibt Ihnen zahlreiche Anregungen, was Sie im Rahmen eines Selfempowerments selbst tun können, um durch Achtsamkeit und Selbstfürsorge zu mehr Lebensenergie zu finden.

Ein Wegweiser, der Sie auf dem Weg zu mehr Vitalität und Lebensfreude im Alltag begleitet.

Teil I

Medizinische Aspekte – was Sie alles wissen sollten

2

Medizinische Abklärung

Kleines Blutbild

Kleines Blutbild, großes Blutbild, was ist das überhaupt?

Ich werde im Praxisalltag immer recht erstaunt angeschaut, wenn ich Patienten erkläre, was jeweils zu einem kleinen oder großen Blutbild dazu gehört. Häufig wird nämlich davon ausgegangen, dass „alles" getestet wird. Die Labortechnik heutzutage eröffnet unzählige Möglichkeiten, sodass wirklich fast alles getestet werden kann. Es ist möglich hunderte von Antikörpern, Allergien, Abbauprodukten, Infektionsparametern und genetischen Analysen zu bestimmen, die Rückschlüsse auf Krankheiten zulassen. Das alles zu testen, macht überhaupt keinen Sinn und wäre viel zu teuer.

Ein kleines Blutbild macht Aussagen über die Anzahl der roten und weißen Blutzellen und die Menge der Blutplättchen, die beispielsweise für die Blutgerinnung und die Wundheilung zuständig sind. Ein auffälliges Ergebnis kann auf eine Blutarmut, eine Infektion oder ein Tumorleiden hinweisen. Eine Blutarmut zum Beispiel führt sehr häufig zu einer Leistungsminderung und vermehrter Müdigkeit.

Bei einem sogenannten „großen Blutbild" (Differenzialblutbild) werden die weißen Blutkörperchen genauer unter die Lupe genommen, was dann wiederum Hinweise auf andere Probleme geben kann. Unter gewissen Umständen kann es deshalb sinnvoll sein, solch ein Differenzialblutbild zu veranlassen.

© Der/die Autor(en), exklusiv lizenziert durch Springer-Verlag GmbH, DE, ein Teil von Springer Nature 2021
C. Kattan, *Chronische Erschöpfung - nur müde oder wirklich krank?*,
https://doi.org/10.1007/978-3-662-63874-3_2

Im Rahmen der Abklärung von anhaltender Müdigkeit sollten einige weitere Werte in jedem Fall bestimmt werden. Fragen Sie Ihren Hausarzt und gehen Sie nicht davon aus, dass dies automatisch passiert. Für die meisten erforderlichen Werte brauchen Sie nicht nüchtern zu sein.

Eisenstoffwechsel

Ein Mangel an dem Spurenelement Eisen kann weitreichende Auswirkungen haben. Eisen ist für die Sauerstoffaufnahme, die Sauerstoffspeicherung und vor allem die Blutbildung unentbehrlich. So kommt es bei einem ausgeprägten Eisenmangel zu einer Blutarmut, von der schätzungsweise zehn Prozent aller Frauen und zwei Prozent der Männer betroffen sind. Eine Blutarmut bedeutet, dass Ihr Blut weniger rote Blutkörperchen enthält, die den lebensnotwendigen Sauerstoff transportieren. Liegt eine ausgeprägte Blutarmut vor oder tritt sie besonders plötzlich ein, so kann es zu Kurzatmigkeit, Leistungsminderung, Kopfschmerzen und Herzrasen kommen.

Ein milder Eisenmangel kann unbemerkt bleiben. Spätestens bei dem Auftreten anhaltender Müdigkeit, reduzierter Leistungsfähigkeit, eingerissenen Mundwinkeln, Brennen auf der Zunge, anhaltenden Kopfschmerzen, brüchigen Haaren oder Juckreiz der Haut sollte der Eisengehalt Ihres Blutes überprüft werden. Bei der Bestimmung ist es wichtig, nicht das freie Eisen im Blut zu bestimmen, sondern einen Proteinkomplex namens **Ferritin,** der Aussagen über die Speichervorräte im Körper macht. Eisen wird in der Leber und der Milz gespeichert. Erst wenn die Speicher entleert sind, kommt es zu Auswirkungen auf die Blutbildung. Deshalb ist es sehr wichtig, eine Eisentherapie mit Tabletten über drei Monate fortzusetzen, da es mehrere Monate dauert, bis sich die Speicher wieder aufgefüllt haben. Nicht alle Eisenpräparate werden gleich gut vertragen. Lassen Sie sich von Ihrem Hausarzt diesbezüglich beraten.

In einigen Situationen (starke Menstruationsblutungen, Schwangerschaft, Geburt, Wochenbett, Operationen, Blutungen im Magen-Darm-Trakt) kommt es zu einem erhöhten Blutverlust, der für die Blutneubildung einen erhöhten Eisenbedarf mit sich bringt. Ohne eine zusätzliche Eisenzufuhr kann es somit in einigen Fällen schneller zu einem Mangel kommen.

Auch die Ernährung ist für den Eisenstoffwechsel ausschlaggebend. Nimmt man nur wenige oder keine tierischen Produkte zu sich, so kann es über einen längeren Zeitraum zu einem Eisenmangel kommen.

Schilddrüsenwerte

Die Schilddrüse sitzt im Hals und produziert Hormone. Diese Hormone bewirken unter anderem eine Steigerung der Stoffwechselaktivität, die Förderung der Eiweißsynthese sowie des Kohlenhydrat- und Fettstoffwechsels. Während einer Schwangerschaft fördern sie vor allem die Entwicklung des Nerven- und Skelettsystems des Kindes. Die Wirkung der Stresshormone Adrenalin und Noradrenalin wird ebenfalls von den Schilddrüsenhormonen beeinflusst, weshalb es bei einer Schilddrüsenüberfunktion häufig zu Herzrasen kommt.

Die Schilddrüse ist in einen Regelkreis mit der Hirnanhangdrüse eingebunden und passt die Hormonproduktion den jeweiligen Bedürfnissen des Körpers an. Die Werte, die der Arzt bestimmen kann, zeigen zum einen, wie gut die Schilddrüse arbeitet, aber auch, wie gut der Regelkreis funktioniert. In der Hirnanhangdrüse wird das sogenannte TSH produziert. Wird dieser Stoff im Gehirn ausgeschüttet, so werden in der Schilddrüse die freien Schilddrüsenhormone T3 und T4 gebildet. Dabei verhält sich die Interpretation der Messergebnisse umgekehrt als üblich, da eine negative Rückkoppelung besteht. Das bedeutet: Wenn die Schilddrüse nicht genügend Hormone bildet, dann ist der TSH-Wert zu hoch. Sie haben eine Unterfunktion in der Drüse. Wenn der TSH-Wert im Blut zu niedrig ist, dann arbeitet die Schilddrüse auf Hochtouren und Sie können in eine merkbare Überfunktion geraten. Das kann sich durch vermehrtes Schwitzen, Unruhe, Gewichtsabnahme und Herzrhythmusstörungen bemerkbar machen.

Bei einer Unterfunktion kann vor allem Müdigkeit, Antriebslosigkeit, Verstopfung und Leistungsschwäche auftreten. Der ganze Vorgang ist weitaus komplexer, aber weitergehende Erklärungen würden dem Laien keinen zusätzlichen Nutzen bringen.

Eine mögliche Unterfunktion kann mit einer Blutuntersuchung schnell erkannt und effektiv medikamentös behoben werden. Abhängig von der Restfunktion der Schilddrüse ist eine individuelle Dosis erforderlich, die im Verlauf langsam angepasst werden kann. Während dieser Einstellungsphase sollte der Wert alle 6–8 Wochen bestimmt werden, bis er sich im Normbereich befindet.

Oftmals handelt es sich bei einer Unterfunktion um eine Autoimmunerkrankung, eine Art chronische Entzündung der Schilddrüse, die sich *Hashimoto* nennt. Bei dieser Erkrankung wird das Schilddrüsengewebe aufgrund eines fehlgeleiteten Immunprozesses durch Lymphozyten zerstört.

Die Schilddrüse zerstört sich quasi selbst, was jedoch dramatischer klingt, als es ist. Das kann man anhand spezifischer Antikörper wie folgt diagnostizieren:

Zu den oben genannten Schilddrüsenwerten sollten bei dem Verdacht auf eine Hashimoto-Entzündung auch TPO-Antikörper und Tg-Antikörper bestimmt werden. Im Verlauf der Erkrankung kommt es zu einer Unterfunktion, die folgende Beschwerden verursachen kann: Antriebslosigkeit; erhöhte Kälteempfindlichkeit; Wassereinlagerungen; Kloßgefühl im Hals; häufiges Räuspern, belegte Stimme; Muskelschwäche; brüchige Haare und Nägel; Haarausfall; Gewichtszunahme; Verdauungsstörungen; verlangsamter Herzschlag; trockene und rissige Haut; Zyklusveränderungen; Konzentrations- und Gedächtnisstörungen und vor allem eine allgemeine Müdigkeit. Frauen sind deutlich häufiger betroffen als Männer.

> Lassen Sie die Funktion Ihrer Schilddrüse bei Ihrem Hausarzt überprüfen.

Nüchternzucker

Mit diesem Wert lässt sich eine Zuckerkrankheit, ein sogenannter Diabetes, diagnostizieren. In Bezug auf Ihre Müdigkeit ist eine versteckte Zuckererkrankung natürlich sehr unwahrscheinlich, aber es gehört zu einer allgemeinen Abklärung dazu, den Blutzuckerspiegel in nüchternem Zustand zu messen. Erste Anzeichen einer Störung des Blutzuckers zeigen sich durch eine erhöhte Flüssigkeitsaufnahme und starken Durst. Ein zu niedriger Blutzuckerspiegel führt zu Müdigkeit und Konzentrationsstörungen.

Von den Krankenkassen wird seit Jahren der sogenannte „Check-up 35" empfohlen, der momentan alle drei Jahre von den Kassen übernommen wird. In dessen Rahmen wird auch der Blutzucker in nüchternem Zustand bestimmt. Sofern Sie noch keine 35 Jahre alt sind, können Sie diesen Check-up einmalig vor Ihrem 35. Lebensjahr durchführen lassen. Außer dem Zuckerwert werden die Bestimmung des Gesamtcholesterins, des Blutdrucks und eine Untersuchung des Urins durchgeführt.

> Fragen Sie Ihren Hausarzt nach dem Check-up 35.

Entzündungsparameter

Hinter einer bleiernen Müdigkeit kann sich natürlich auch eine ernste Erkrankung verstecken. Einige Labormediziner empfehlen deshalb, bei einem chronischen Erschöpfungszustand gezielt die Infektionskrankheiten EBV (Ebstein-Barr-Virus) und CMV (Cytomegalie-Virus) durch eine spezifische Antikörperbestimmung ausschließen zu lassen.

Vor allem unentdeckte Tumorerkrankungen oder eine Infektionskrankheit können zu Gewichtsabnahme, Nachtschweiß und Müdigkeit führen und durch geschwollene Lymphknoten auffallen. Damit einhergehend steigt oftmals auch ein unspezifischer Entzündungsparameter, das sogenannte CRP. Da die Bestimmung dieses Wertes verhältnismäßig teuer ist und eine routinemäßige Durchführung von den Krankenkassen nicht empfohlen wird, kann es passieren, dass Ihr Hausarzt diese Untersuchung nur als IGeL-Leistung anbietet. Für die Abklärung Ihrer Müdigkeit ist er nicht zwingend erforderlich, er bietet aber wertvolle Zusatzinformationen.

Diese Erkrankungen können sich unter anderem hinter einem chronischen Erschöpfungszustand verstecken und durch einen erhöhten Entzündungswert auffallen:

- Tumorerkrankungen
- Erkrankungen der Leber
- Rheumatoide Arthritis
- Infektionskrankheiten
- Multiple Sklerose
- Borreliose
- Sarkoidose

Antikörperbestimmung auf SARS-CoV-2

Wenn eine Erkrankung mit Coronaviren durchgemacht wurde, so kann es in einigen Fällen zu einem sogenannten Long-Covid-Verlauf kommen. Schätzungen über die Auftretenswahrscheinlichkeit gehen weit auseinander, es scheint aber deutlich häufiger als bei allen anderen bisher bekannten viralen Infekten vorzukommen.

Jedes Immunsystem reagiert anders auf eine Infektion, und dementsprechend ist es auch individuell unterschiedlich, wie viele Antikörper gebildet werden und wie schnell der Körper sie wieder abbaut. In Untersuchungen wurde sichtbar, dass bei einigen Genesenen die Antikörper nach drei bis sieben Wochen schon nicht mehr nachweisbar waren. In der überwiegenden Zahl der Blutproben konnten jedoch nach neun Monaten noch stabile Antikörperspiegel gemessen werden. Ein schwerer Krankheitsverlauf scheint mit einem hohen Antikörperspiegel zu korrelieren.

Die Immunantwort setzt sich aus vier Säulen zusammen. Es werden Antikörper gegen das Spike-Protein des Virus gebildet. Diese sogenannten IgG werden regulär im Labor bestimmt und geben Aufschluss darüber, ob eine Infektion vorgelegen hat. Daneben gibt es Spike-spezifische Gedächtniszellen, die bei einem erneuten Kontakt mit dem Virus sofort reagieren und ohne Zeitverzug Antikörper produzieren können. Dann gibt es noch sogenannte CD4+- und CD8+ T-Zellen, die Bestandteil der zellulären Immunabwehr sind. Diese T-Zellen sind Vorläuferzellen der Gedächtniszellen. Sie greifen infizierte Zellen an und verhindern somit die Verbreitung des Virus im Körper. Die Reaktionen der T-Zellen scheinen einen wesentlichen Einfluss auf den Krankheitsverlauf und die spätere Immunität zu haben. Denn auf diese Weise wird ein Immungedächtnis ausgebildet, was vermutlich deutlich länger hält als bisher vermutet, auch wenn im Blut keine Antikörper mehr nachweisbar sind. Dadurch sinkt das Risiko um 90 %, erneut an einer Corona-Infektion zu erkranken. Eine durchgemachte Infektion oder auch eine vollständige Impfung bieten somit einen relativen Schutz vor einer erneuten Erkrankung und einem schweren Verlauf.

Welchen Stellenwert Antikörperbestimmungen in der Hausarztpraxis nach einer Infektion oder auch nach einer Impfung haben werden, wird sich, ebenso wie die vielen noch offenen Fragen, in Langzeitstudien klären.

Leber- und Nierenwerte

Diese beiden Organe arbeiten permanent auf Hochtouren, da sie durchgehend damit beschäftigt sind, den Körper zu entgiften und Stoffwechselendprodukte über den Urin abzugeben. Eine Funktionseinschränkung von der Leber oder der Niere sind seltener die Ursache einer anhaltenden Müdigkeit. Dennoch sollte auch das einmal ausgeschlossen werden. Die Bestimmung der wichtigsten Parameter gehört im Prinzip zu der Basisdiagnostik von Erkrankungen dazu. Die Auswirkungen einer ungesunden Ernährung oder Übergewicht können sich beispielsweise durch eine Verfettung der Leber zeigen, was bei schätzungsweise über 40 % der deutschen Bevölkerung der Fall ist. Ob auch Sie betroffen sind, kann leicht durch einen Ultraschall der Bauchorgane herausgefunden werden.

Eine einfache Untersuchung des Urins beim Hausarzt geht schnell und kann eine Nierenerkrankung oftmals ausschließen.

Vitaminmangel

Ein Vitaminmangel ist oftmals nicht auf den ersten Blick zu erkennen, kann jedoch langfristig zu gestörten Organfunktionen führen. Bei einer Laboruntersuchung werden immer sogenannte Referenzwerte angegeben. Das ist der Bereich, in dem die Versorgung optimal ist. In Bezug auf Nährstoffe ist eine Unterschreitung dieser Referenzwerte nicht automatisch mit einer Unterversorgung und einem Nährstoffmangel gleichzusetzen, da die Grenzwerte des Labors einen Sicherheitszuschlag beinhalten. Das hat zum Ziel, den Bedarf von rund 98 % der Bevölkerung zu decken und für Körperreserven zu sorgen.

Stoffwechselveränderung oder einzelne Erkrankungen können dazu führen, dass die Vitaminversorgung im Körper unzureichend ist. In diesen Fällen kann es beispielsweise zu einer Beeinträchtigung des Wasserhaushaltes, der Enzymfunktionen, der Nervensignalweiterleitung und etlicher Stoffwechselvorgänge kommen.

Obwohl die meisten Menschen darauf bedacht sind, sich abwechslungsreich und gesund zu ernähren, ist ein Vitaminmangel unter gewissen Voraussetzungen vorprogrammiert. Schwangere, Vegetarier, Veganer und Menschen mit besonderen Belastungen sollten bestimmte Vitamine zusätzlich einnehmen, da der Nährstoffbedarf anders schwerlich gedeckt werden kann. Vor allem anhaltender Stress, Nikotingenuss, Alkoholmissbrauch und intensiver Sport sind weitere Gründe, die zu einem Vitaminmangel führen können. Hinzu kommt, dass bei vielen Menschen in den Industrienationen der Magen-Darm-Trakt nicht optimal funktioniert, sodass Aufnahmestörungen und chronische Durchfälle ein weiterer Grund sein können. Aktuelle Studien gehen davon aus, dass ein Großteil der Bevölkerung von einer schlechten Vitaminversorgung betroffen sein könnte. Ein richtiger Mangel, der zu klinischen Symptomen führt, scheint hingegen in der Praxis selten vorzukommen.

Eine besondere Rolle spielen die **B-Vitamine.** Ein Defizit bei diesen Vitaminen führt zu Müdigkeit, erhöhter Reizbarkeit, depressiven Verstimmungen und Schlafstörungen.

B-Vitamine kann der Körper nicht speichern, weshalb wir täglich auf eine ausreichende Zufuhr achten sollten. Vollkornreis, Hirse, Rindfleisch,

Milchprodukte, Linsen, Bohnen, Mandeln, Brokkoli, Spinat, Bananen und Avocados enthalten zwar B-Vitamin, aber teilweise nur in geringen Mengen, und oftmals haben wir genau das nicht im Haus.

Vitamin B12

Bei anhaltender Müdigkeit hat vor allem das Vitamin B12 eine besondere Bedeutung. Ein vorübergehender Mangel kann durch die Speichervorräte in der Leber ausgeglichen werden, aber ein länger bestehender Mangelzustand führt nach wenigen Jahren zu schwerwiegenden neurologischen Symptomen. Werden die Körperspeicher aufgrund einer unzureichenden Zufuhr über die Nahrung geleert, kann es zu folgenden Mangelsymptomen kommen: Müdigkeit, Erschöpfung, Nervosität, Kopfschmerzen, Appetitlosigkeit, Infektanfälligkeit und Stimmungsschwankungen. Fortgeschrittenes Alter, Magenerkrankungen wie die sogenannte atrophische Gastritis und die Einnahme von Säureblockern (Protonenpumpen-Inhibitoren) sind Risikofaktoren für eine Unterversorgung mit Vitamin B12.

Auch vegetarische oder vegane Ernährung trägt zu einem Mangel bei, weshalb diesen Personengruppen eine regelmäßige Bestimmung des Vitamin-B12-Spiegels angeraten wird und gegebenenfalls auch eine vorbeugende Einnahme von Vitamin B12 empfohlen werden sollte. Bei einem ausgeprägten Mangel kann auch eine hochdosierte Anfangstherapie sinnvoll sein, die meist durch eine intramuskuläre Spritze erfolgt. So können die Körperspeicher rascher wieder aufgefüllt werden.

Manchmal sind eingerissene Mundwinkel oder Aphten im Mund ein äußerliches Zeichen, das auf einen Mangel schließen lässt. Klarheit bringt ein MMA-Urintest, mit dem eine Unterversorgung eindeutig festzustellen ist.

Die besten B12-Lieferanten sind rohe Leber, Innereien und die Alge Chlorella. Aber wer verspeist so etwas schon regelmäßig? Inwiefern die Deutschen das schaffen, ist unklar, denn repräsentative Daten bezüglich des Vitamin-B12-Status in der Bevölkerung liegen nicht vor.

Folsäure

Ein Mangel an **Folsäure** (Vitamin B9) kann ähnliche Probleme verursachen. Folsäure ist wichtig für die Blutbildung und für die Herstellung der Erbsubstanz und das Wachstum der Zellen. Vor allem für Schwangere ist es dringend notwendig, da es für das Wachstum des Nervengewebes beim Embryo benötigt wird und es bei Mangel zu neurologischen Schäden des Kindes führt. Deshalb wird eine regelmäßige Einnahme bestenfalls schon vor Beginn der Schwangerschaft bis zum Ende des ersten Drittels empfohlen. Auch bei älteren Menschen scheint ein Mangel verbreitet zu sein. Da Folsäure jedoch im Verdacht steht, das Fortschreiten von Krebserkrankungen zu begünstigen, wird eine Einnahmeempfehlung nur ausgesprochen, wenn ein Mangel durch eine Laboranalyse eindeutig festgestellt werden konnte.

Vitamin D

Vitamin D ist an etlichen Stoffwechselprozessen im Körper beteiligt und reguliert den Calcium- und Phosphatstoffwechsel, was die Knochen stärkt. Es ist sehr wichtig für das Immunsystem und beeinflusst die Muskelkraft. Darüber hinaus wird vermutet, dass Vitamin D einen positiven Einfluss auf Krebserkrankungen, Herz-Kreislauf-Erkrankungen und neurologische Erkrankungen wie die multiple Sklerose haben könnte. Inwiefern es wirklich einen vorbeugenden Nutzen bringt, muss noch weiter wissenschaftlich erforscht werden.

Ein Großteil des Vitamin D wird durch die körpereigene Produktion bereitgestellt. Die Ernährung spielt mit 10 bis 20 % als Vitamin-D-Lieferant nur eine untergeordnete Rolle, da nur wenige Lebensmittel wie fetter Seefisch, bestimmte Innereien, Lebertran, Champignons oder Eier nennenswerte Mengen an Vitamin D enthalten. Da für die körpereigene Produktion eine ausreichend lange UVB-Sonneneinstrahlung auf unbekleideter Haut erforderlich ist und das aufgrund von schlechtem Wetter oder kalten Temperaturen vor allem in den Wintermonaten nicht in ausreichendem Maß gewährleistet werden kann, gewinnt die zusätzliche Einnahme von Vitamin D an Bedeutung. Voraussetzung ist nämlich, dass Gesicht, Hände und Teile von Armen und Beinen, also etwa 25 % der Körperoberfläche, täglich bis zu einer halben Stunde der Sonne entgegen gestreckt werden. Für die Produktion über die Haut spielen Hauttyp, Alter, Region und vor allem die Jahreszeit eine entscheidende Rolle.

Der Körper kann Vitamin D im Fett- und Muskelgewebe speichern. Wer sich in den Sommermonaten regelmäßig im Freien aufhält, ist in der Lage, Vitamin-D-Reserven für sonnenarme Monate anzulegen. Sind diese jedoch nicht ausreichend, kann sich ein Vitamin-D-Mangel entwickeln. Außerdem sind ein dunkler Hauttyp, fortgeschrittenes Alter, Übergewicht, Medikamenteneinnahme und eine Darm-, Leber- oder Nierenerkrankung weitere Risikofaktoren für eine Unterversorgung.

Die deutsche Gesellschaft für Ernährung empfiehlt eine Substitution, wenn eine Verbesserung des Vitamin-D-Status weder durch die Eigensynthese noch über eine Ernährungsanpassung erzielt werden kann. Obwohl Deutschland zu den Vitamin-D-Mangelgebieten zählt und laut aktuellen Studien 30 % der Bevölkerung einen defizitären Status aufweisen, wird keine generelle Empfehlung ausgesprochen. Möglicherweise deshalb, weil Bedenken bezüglich einer Überdosierung in Fachkreisen laut werden.

Der Wert im Blut sollte bei über 30 ng/ml liegen. Das Robert Koch-Institut sieht sogar Werte unter 50 ng/ml als suboptimal an und warnt vor möglichen Folgen für die Knochengesundheit. Man sollte auch bedenken, dass der Vitamin-D-Spiegel im Blut starken saisonalen Schwankungen unterliegt, weshalb eine einmalige Messung nicht so aussagekräftig ist.

Eine zusätzliche Einnahme mit einer Dosis von 400 I.E. wird bereits für Babys und Kleinkinder empfohlen, um Gesundheit und Wachstum der Knochen frühzeitig zu unterstützen.

Die Bestimmung von Vitaminen ist nicht als allgemeine Kassenleistung vorgesehen und belastet deshalb das Budget des jeweiligen Arztes. Inwiefern Ihr Arzt die Bestimmung einzelner Vitamine bei Ihnen als notwendig und sinnvoll ansieht, hängt sowohl von Ihren Symptomen als auch der Einstellung des Arztes ab. Die Bestimmung der wichtigsten Vitamine (D und B12) kostet circa 60 €, wenn Sie Ihnen als IGeL-Leistung in Rechnung gestellt werden.

> Wenn Sie kein Sonnenanbeter sind, sollten Sie vor allem in den Wintermonaten täglich 1000 I.E. Vitamin D einnehmen.

Blutdruckmessung

Was sind Blutdruckwerte? Oberer Wert, unterer Wert, was müssen Sie da wissen? Eine Blutdruckmessung kostet nichts, ist einfach durchzuführen und liefert wertvolle Zusatzinformationen.

Der Blutdruck macht Aussagen darüber, wie dynamisch das Herz arbeitet und ob es ausreichend kräftig ist, das Blut in unserem Körper schnell genug in jeder Situation durch alle Organe zu pumpen. Durch unsere Hauptschlagader, die sogenannte Aorta, fließen täglich etwa 10.000 L Blut. Um diese Menge an Blut mit einem kalkulierbaren Aufwand durch die kleinen Gefäße im Körper pumpen zu können, sind gewisse Druckverhältnisse und Gefäßwiderstände erforderlich. So wie das Wasser in einem Gartenschlauch bei voll aufgedrehtem Wasserhahn unter Druck steht, so verhält es sich auch mit dem Blut in unseren Arterien und Venen.

Als Blutdruck ist somit der Druck gemeint, der in einem Blutgefäß gemessen wird, das sauerstoffreiches Blut enthält und vom Herzen wegführt. Der Blutdruck wird mit zwei Zahlen angegeben. Der erste Wert gibt den *systolischen Druck* wieder, d. h. den Druck in den Arterien, und der zweite Wert den *diastolischen Druck*. Dieser zweite Wert sagt etwas über den Druck im Herzen während der Erschlaffungsphase des Herzmuskels bei jedem Herzschlag aus.

Ein optimaler Wert liegt bei 120/80 mmHg. Ein normaler Blutdruck beträgt 130/85 mmHg. Wenn der Blutdruck dauerhaft über 140/90 mmHg gemessen wird, ist er formal zu hoch. Ein zu hoher Blutdruck bleibt in vielen Fällen lange Zeit unbemerkt, da er oftmals nur zu Gereiztheit, Nervosität und Kopfschmerzen führt. Dennoch ist er auf Dauer so gefährlich, dass in jeder Vorsorgeuntersuchung eine Blutdruckmessung durchgeführt werden sollte, damit ein erhöhter Blutdruck rechtzeitig erkannt und therapiert werden kann.

Steht der Organismus beispielsweise unter dauerhaftem Stress, so kann es zu einer Fehlregulation im Blutdrucksystem kommen. Die Gefäße hinter dem Herzen verengen sich, und daraufhin muss der Herzmuskel mehr Kraft aufbringen, um das Blut aus den Herzkammern in die Gefäße zu pumpen, da der Durchmesser der verengten Gefäße geringer ist. Es wird ein höherer Druckaufbau im Herzen dafür benötigt, was den Herzmuskel und die Blutgefäße übermäßig strapaziert. Hält diese Situation über Jahre an, so entstehen bleibende Schäden am Herzen und den Gefäßen. Ein erhöhter Blutdruck wird oftmals zufällig entdeckt, da er wenig Beschwerden bereitet. Eine Blutdruckmessung alle drei Jahre gehört deshalb zum Vorsorgeprogramm der Krankenkassen dazu.

Ein dauerhaft erhöhter Blutdruck kann durch die permanente Aktivität des adrenergen Systems ebenso wie ein überwiegend zu niedriger Blutdruck zu Müdigkeit führen. Ein niedriger Blutdruck ist zwar unangenehm, aber schont die Gefäße und ist im Gegensatz zu einem hohen Blutdruck nicht gesundheitsschädigend.

So kommt es häufig vor, dass vor allem junge Menschen sich aufgrund eines erniedrigten Blutdrucks häufig müde und erschöpft fühlen und, wann immer sie sich auf die Couch setzen, sofort einschlafen könnten. Das ist überhaupt nicht schlimm, fühlt sich aber unangenehm an.

Wenn Sie ein Blutdruckmessgerät besitzen, können Sie mit einigen Blutdruckmessungen zu Hause selbst Klarheit bekommen. Beim Arzt empfiehlt sich eine 24-h-Blutdruckmessung, da bei einer einmaligen Messung im

Rahmen der ärztlichen Untersuchung häufig etwas Aufregung mit im Spiel ist, die den Blutdruck steigert. Sollte dabei herauskommen, dass Ihr Blutdruck tendenziell sehr niedrig ist, so orientieren Sie sich an den Empfehlungen im Kapitel zur Kreislaufaktivierung.

EKG-Kontrolle

Bei einem Elektrokardiogramm (EKG) wird mithilfe eines Gerätes die Summe der elektrischen Aktivitäten aller Herzmuskelfasern aufgezeichnet. Es macht Aussagen über die Herzfrequenz, den Herzrhythmus, die Ausrichtung der Herzachse im Körper und die elektrische Aktivität der Herzvorhöfe und der Herzkammern. Der Patient wird dafür an der Brust und an den Extremitäten an Elektroden angeschlossen.

Anhand eines EKGs können zum Beispiel eine Herzschwäche, Herzrhythmusstörungen und eine Herzmuskelentzündung erkannt werden. Diese Erkrankungen fallen zwar häufig auch durch andere Symptome auf, können aber ebenso zu Leistungsminderung und Müdigkeit führen und hinter einem anhaltenden Erschöpfungszustand stecken. Mittels Abhören mit dem Stethoskop und der Aufzeichnung eines EKGs bei Ihrem Hausarzt kann eine solche Herzproblematik erkannt werden.

Resorptionsstörungen im Darm

Unser Darm ist ein Sensibelchen. Nicht zuletzt durch den Bestseller „Darm mit Charme" rückte das flächenmäßig größte Organ wieder in den Fokus der Öffentlichkeit. Die Oberfläche des Dünndarms beträgt ausgebreitet über 200 Quadratmeter und dient vor allem der Resorption von Flüssigkeit und Nährstoffen, bietet aber aufgrund der ausgedehnten Fläche auch eine Angriffsstelle für Mikroorganismen. Der Darm verfügt deshalb über mehrere Verteidigungsmechanismen, die sich aus dem Darm-Mikrobiom, der Darmschleimhaut und dem sogenannten darmassoziierten Immunsystem zusammensetzen. Vor allem dieses *darmeigene Immunsystem* ist für unsere allgemeine Gesundheit und das Wohlbefinden besonders wichtig. 70 % der immunologisch aktiven Zellen befinden sich in der Darmschleimhaut und haben die Aufgabe, schädliche Mikroorganismen von unschädlichen zu unterscheiden und *tolerant* gegenüber Nahrungsmittelantigenen zu sein. Keine leichte Aufgabe, weshalb sich manchmal Nahrungsmittelunverträglichkeiten oder sogar Allergien entwickeln können.

Ein gutes Mikrobiom, darunter versteht man eine optimale Zusammensetzung der darmeigenen Bakterien und Mikroorganismen, ist für ein normales, problemloses Stuhlverhalten verantwortlich. 100 Billionen anaerober Bakterien aus über 1000 verschiedenen Spezies leben in unserem Darm friedlich zusammen und sorgen beispielsweise für den Abbau einiger Kohlenhydrate und Eiweiße, die Produktion von Vitaminen und kurzkettigen Fettsäuren, den Abbau von Giftstoffen und die Abwehr von Krankheitserregern. Das Mengenverhältnis (die Balance) der einzelnen Bakterienhauptstämme scheint laut aktueller Studien einen wesentlichen Einfluss auf die allgemeine Gesundheit zu haben.

Je besser unser Darm arbeitet, je weniger wir uns also mit unseren Verdauungs- oder Ausscheidungsfunktionen im Alltag beschäftigen müssen, desto besser geht es uns in der Regel. Wenn der Darm nicht richtig funktioniert, die Darmschleimhaut beschädigt ist oder die Einnahme von Antibiotika die Bakterienflora aus dem Gleichgewicht gebracht haben, dann kann es zu Aufnahmestörungen im Darm kommen, die zu Durchfall und anderen Beschwerden führen.

Chronisch entzündliche Darmerkrankungen wie Morbus Crohn, Colitis ulcerosa und Zöliakie sollten bei länger bestehenden Stuhlunregelmäßigkeiten, anhaltenden Durchfällen, Blut im Stuhl, Gewichtsabnahme und Bauchschmerzen immer abgeklärt werden. Diese Darmerkrankungen führen häufig zu Resorptionsstörungen, weshalb einzelne Vitamine und Spurenelemente gezielt substituiert werden müssen oder einzelne Medikamente und das Klebereiweiß Gluten gezielt gemieden werden sollten, da sich sonst die Erkrankung verschlimmert.

Reizdarmsyndrom

Darüber hinaus gibt es aber auch das sogenannte Reizdarmsyndrom, das vielen Menschen zu schaffen macht. Aktuellen Erhebungen zufolge sind in Deutschland 11 Mio. Menschen davon betroffen. Unspezifische Symptome wie Völlegefühl nach dem Essen, Bauchschmerzen, Blähungen, Durchfall im Wechsel mit Verstopfung und andere Beschwerden werden häufig genannt. Begleitend tritt oftmals ein unangenehmes Müdigkeitsgefühl auf, dessen Ursache bisher ebenso wenig geklärt ist wie die genauen Entstehungsmechanismen, die zu einem Reizdarmsyndrom führen. Es wird angenommen, dass eine geschädigte Darmbarriere die Verdauungsbeschwerden verursacht, indem Erreger, die nur unter bestimmten Voraussetzungen Probleme machen, in die Darmwand eindringen. Dadurch werden Mikroentzündungen verursacht. Bekannt ist mittlerweile auch, dass diese typischen Beschwerden unter psychischem Stress zunehmen.

Obwohl die Symptome in vielen Fällen nur sehr milde sind, beschäftigen sich einige Patienten gedanklich rund um die Uhr mit ihrer Verdauung und fühlen sich dadurch oftmals auch in ihren sozialen Aktivitäten eingeschränkt. Die damit zusammenhängenden Sorgen und Ängste belasten die Psyche, was das empfundene Müdigkeitsgefühl zumindest teilweise sehr gut erklärt. Aus diesem Grund wurde jetzt auch die Psychotherapie als wirksame Therapieform in die aktuelle Leitlinie zur Behandlung des Reizdarmsyndroms aufgenommen.

Eine gezielte Blutuntersuchung zur Bestätigung eines Reizdarmsyndroms gibt es nicht. Eine Histamin- und Glutenunverträglichkeit sollten jedoch natürlich vorab ausgeschlossen werden, da vor allem enzymatisch bedingte Ursachen gut feststellbar sind. Der Verzehr von Milchzucker, Fruchtzucker, Sorbit (Zuckerersatzstoff) und Histamin kann durch einen Enzymmangel dementsprechend Beschwerden verursachen. Wenn Ihre Beschwerden beispielsweise vornehmlich bei dem Verzehr von Milchprodukten oder Obst auftreten, so können Sie Ihren Hausarzt nach einem Test auf Laktoseintoleranz oder Fruktosemalabsorption fragen. Die Tatsache, dass Hülsenfrüchte wie beispielsweise Linsen, Bohnen, Erbsen und Zwiebeln von Natur aus den Darm aufblähen, wird oftmals vergessen.

Neueste Erkenntnisse machen vor allem sogenannte FODMAP dafür verantwortlich, einige Reizdarmsymptome zu verstärken. FODMAP sind vergärbare Mehrfachzucker, Doppelzucker, Einfachzucker und Zuckeralkohole, wie sie beispielsweise in Weizenprodukten, Linsen, Zwiebeln, Milch, Weichkäse, Zuckeraustauschstoffen, Apfel oder Birne vorkommen. Diese Kohlenhydrate werden im Vergleich zu anderen Zuckern erst im Dickdarm verstoffwechselt, was zu einer vermehrten Darmgasbildung führen kann. Das verstärkt die bestehenden Reizdarmbeschwerden und kann vor allem durch ein Aufblähen des Darmes durch die Dehnung der Darmwand die empfundenen Schmerzen verstärken.

Wenn Sie den Verdacht haben, dass Ihre Beschwerden nur bei einzelnen Nahrungsmitteln, wie beispielsweise Weizenmehl, Süßstoffen, Erdnüssen, Eiern, Hartkäse, Sojaprodukten oder Alkohol auftreten, dann können Sie das gezielt abklären lassen. Auch sogenannte pharmakologisch bedingte Intoleranzen auf Koffein, Glutamat (Zusatzstoff in Fertiggerichten oder auch in der chinesischen Küche oftmals benutzt) und biogene Amine (in Tomaten, Schokolade, reifem Käse, Bananen und Nüssen) kommen häufig vor.

Die Beschwerden entstehen somit, weil der Körper entweder stärker auf bestimmte Inhaltsstoffe und Bestandteile reagiert oder weil ihm die Hilfsmittel fehlen, um diese Stoffe richtig zu verarbeiten oder aufzunehmen. Ein Ernährungs- und Beschwerdetagebuch sowie eine gezielte Auslassdiät können Klarheit schaffen. Manchmal ermöglicht auch ein Lebensmittelallergietest eine eindeutige Zuordnung.

Nahrungsmittelunverträglichkeiten können sich durch folgende Symptome bemerkbar machen: leichte allergische Reaktionen, Bauchschmerzen, Blähungen, Durchfall, Energielosigkeit, Hautausschlag, Kopfschmerzen, Konzentrationsstörungen, Müdigkeit, Unwohlsein, Übelkeit und Verdauungsprobleme. Die Reaktionen treten meist mit einer zeitlichen Verzögerung ein und sind eher milde, weshalb die Lebensmittel in der Regel in geringen Mengen weiterhin problemlos verzehrt werden können.

Von den Lebensmittelunverträglichkeiten sind richtige **Lebensmittelallergien** abzugrenzen, was im Volksmund häufig vermischt wird. Lebensmittelallergien kommen im erwachsenen Alter sehr selten vor und äußern sich durch schwerwiegende körperliche Reaktionen, wie beispielsweise Atemnotanfälle, geschwollene Schleimhäute, Juckreiz oder tränende Augen. Eine Lebensmittelallergie kann durch die Reaktion des Immunsystems so gravierende Auswirkungen haben, dass es außer Reizungen der Schleimhäute und der Bronchien zu Asthmaanfällen und lebensbedrohlichen Kreislaufreaktionen kommen kann. Das ist dann eine Notfallsituation. Die verursachenden Lebensmittel müssen in solchen Fällen ein Leben lang konsequent gemieden werden. Die Abklärung eines solchen Krankheitsverdachtes sollte deshalb im Krankenhaus erfolgen.

Eine leichte Lebensmittelallergie hingegen lässt sich oftmals nur schwer identifizieren. Auch sogenannte Kreuzreaktionen können bei Pollenallergikern dazu führen, dass einzelne Lebensmittel wie beispielsweise Äpfel oder Haselnüsse nicht gut vertragen werden.

Kann kein Nahrungsmittel für die Darmbeschwerden verantwortlich gemacht werden, so werden Ihre Beschwerden wieder dem Reizdarmsyndrom zugeordnet.

Obwohl es kein Allheilmittel gegen Reizdarmbeschwerden gibt, kann gegen einzelne Symptome wie Völlegefühl, Blähungen oder auch Durchfall in der Praxis gezielt medikamentös vorgegangen werden. Auch durch die Einnahme von Probiotika kann in einigen Fällen eine Besserung der Beschwerden erzielt werden. Probiotika sind Zubereitungen, die lebensfähige Mikroorganismen enthalten, die einen gesundheitsfördernden Einfluss haben. In Studien konnte überdies gezeigt werden, dass einzelne Immunreaktionen im Darm zu unspezifischen Entzündungsprozessen führen können, die durch Ernährungsfaktoren beeinflussbar sind. So wird eine westliche Ernährungsweise mit einem hohen Anteil an rotem Fleisch und Süßwaren als eher ungünstig angesehen. Regelmäßige Mahlzeiten und eine reduzierte Fettaufnahme sind hingegen in jedem Fall zu empfehlen. Die beste Therapie bei Reizdarmbeschwerden scheint mir jedoch weiterhin eine bewusste Ernährung und eine Reduktion des psychischen Stresses zu sein. Ein entspanntes Gemüt führt meist auch zu einem entspannten Darm. Vor allem Darmhypnosen, die progressive Darmrelaxation, das Reizdarmjoga und die achtsamkeitsbasierte Relaxation für den Bauch haben in klinischen Studien bessere Erfolge gezeigt als eine medikamentöse Therapie.

Jedenfalls sollten Sie sich im Rahmen Ihrer Müdigkeit einmal kurz Gedanken darüber machen, wie fit Ihr Darm ist und ob Sie ihn gegebenenfalls mit etwas mehr Ruhe und Gelassenheit oder einer besseren Ernährung unterstützen können. Wenn Ihr Darm zufrieden ist, so ist das die halbe Miete für Ihr Wohlbefinden.

Sollten Sie am Ende dieses Ratgebers und nach Umsetzung der empfohlenen Tipps weiterhin Darmbeschwerden haben, so möchte ich Sie darüber informieren, dass es die Möglichkeit einer spezifischen Untersuchung Ihrer Darmflora gibt. Einige Ärzte, Labore oder Anbieter im Internet werben mit umfassenden Darmanalysen, die eine Stuhlprobe auf die genaue Zusammensetzung der Bakterienflora untersuchen und daraufhin gezielt Ernährungsempfehlungen aussprechen. Diese Untersuchungen sind kostspielig und oftmals wenig sinnvoll. Inwiefern eine solche Testung Sie weiterbringt und inwiefern Sie lieber einfach selbst beobachten, welche Nahrungsmittel Ihnen nicht so gut bekommen, ist fraglich. Ein Beratungsgespräch in einer gastroenterologischen Praxis oder eine Ernährungsberatung sind womöglich aufschlussreicher.

> Führen Sie ein Ernährungs- und Stuhltagebuch, um dem Problem auf den Grund zu gehen.

Weizensensitivität

Das Vorkommen weizenabhängiger Erkrankungen ist weitverbreitet. Brot gerät zunehmend in Verruf, da es unter gewissen Umständen als krankmachend gilt. Obwohl jeder Deutsche im Schnitt im Jahr 80 kg Brot zu sich nimmt, wird es zunehmend schlechter vertragen, wenn Gluten enthalten ist. Die Gründe dafür sind wissenschaftlich noch nicht gänzlich geklärt. Es gab immer wieder neue Theorien, wovon einige schon längst wieder entkräftet werden konnten. Unter anderem kursierte zeitweise die Annahme, dass Brotweizen so schlecht vertragen wird, weil er gentechnisch verändert sei. Da weltweit kein gentechnisch veränderter Weizen angebaut wird und der heutige Weizen durch natürliche Kreuzung im Rahmen klassischer Züchtung entstanden ist, scheint das eher nicht der Grund zu sein. Auch die Idee, die Menschheit sei nicht an den Verzehr von Weizenprodukten gewöhnt, ist etwas absurd, da schon in der Steinzeit Getreide verarbeitet wurde. Es hängt jedoch sicherlich damit zusammen, dass sich die Zusammensetzung des klassischen Weizens in den letzten Jahrzehnten stark verändert hat. Er wird weltweit und vor allem auch in ungünstigeren Klimazonen angebaut, weshalb in vielen Ländern Biozide zum Einsatz kommen. Auch die Einflüsse durch eine veränderte Backzeit und den Zusatz von Backtriebmittel sowie der Frischegrad des Brotes spielen eine Rolle.

Eine aktuelle Theorie geht davon aus, dass bestimmte Eiweiße, sogenannte AtIs (Amylase-Trypsin-Inhibitoren), für die Reaktionen verantwortlich sind. Diese im Weizen und in anderen Getreidesorten enthaltenen AtIs sind schwer verdaulich und aktivieren bestimmte Zellen des angeborenen Immunsystems im Darm. Der Körper reagiert daraufhin mit der Produktion von Entzündungsstoffen, die eine leichte Entzündung in der Darmschleimhaut verursachen können. Das ist besonders problematisch für Menschen, deren Darm durch eine chronisch entzündliche Darmerkrankung vorbelastet ist oder die an einer Autoimmunerkrankung leiden. Außerdem stehen weiters die Glutene im Verdacht, die unangenehmen Effekte zu verursachen.

Schätzungen zufolge sind bis zu 13 % der Bevölkerung von dieser Form der Unverträglichkeit betroffen, die als „Nicht-Zöliakie-Nicht-Weizenallergie-Weizensensitivität" bezeichnet wird.

Von einer richtigen Weizenallergie hingegen kann nur bei circa 0,5 % der Getesteten gesprochen werden. Was die Glutenunverträglichkeit betrifft, so leidet circa ein Prozent der Bevölkerung in Deutschland an dem Vollbild einer Zöliakie, was die Lebensqualität oftmals einschränkt. Bei dem Verdacht auf eine NCGS (Nicht-Zöliakie-Gluten-/Weizen-Sensitivität) ist deshalb eine sechswöchige glutenfreie Diät wichtig, um eine Diagnose stellen zu können. Eine glutenfreie Ernährung verschafft den Betroffenen oftmals eine ausreichende Besserung ihrer Beschwerden.

In der Praxis wird deshalb nach dem Ausschlussprinzip vorgegangen. Konnten eine Zöliakie und eine Weizenallergie sicher ausgeschlossen werden, so liegt wahrscheinlich eine Weizensensitivität vor. Blähungen, Durchfall, Bauchschmerzen und Gewichtsabnahme sind typische

Symptome. Aber auch Kopfschmerzen, Migräne, Lethargie und eine chronische Müdigkeit sollten unbedingt hellhörig werden lassen. Eine Abgrenzung zum Reizdarmsyndrom ist schwierig, da sich einige Symptome überschneiden. Ein neuer Serumtest ist aktuell in der Entwicklung und verspricht die Diagnostik zu verbessern.

3

Abgrenzung zu anderen Erkrankungen

Was ist ein Burnout?

Besteht eine anhaltende psychische Belastung, sei es beispielsweise durch ungelöste Konflikte, unbefriedigende Beziehungen, ein wenig wertschätzendes Arbeitsklima oder frustrierende Lebensumstände, dann gerät der Körper nicht selten in einen Erschöpfungszustand. Wenn wir immer wieder neue Kräfte in eine Sache oder Person investieren, ohne im selben Maße entlohnt zu werden oder ohne eine Verbesserung der Situation zu erzielen, dann ist das sehr frustrierend und kräftezehrend.

So ein körperlicher und psychischer Erschöpfungszustand tritt bei einem sogenannten Burnout auf, der sich meist infolge einer beruflichen Überlastung entwickelt. Ein Burnout wird bildlich auch als innerliches „Ausgebrannt-Sein" beschrieben, was bei anhaltender Belastung und ausbleibender Regeneration weitreichende Folgen für das allgemeine Wohlbefinden und die Leistungsfähigkeit hat. Fehlende Wertschätzung, frustrierende Arbeitsbedingungen, hohe Erwartungen an die eigene Leistung und das unbewusste Bedürfnis, sich durch gute Ergebnisse Anerkennung und Zuneigung zu erarbeiten, sind charakteristische Merkmale. Vor allem die persönliche Veranlagung, nach Lob, Anerkennung und Liebe zu streben, um damit ein möglicherweise gemindertes Selbstwertgefühl aufzubessern, treibt anfangs innerlich an. Das kann zunächst zu immer höheren Leistungen führen. Auf kurz oder lang mündet es aber in eine körperliche Verausgabung. Diese zunehmende Erschöpfung führt schließlich zu einem

C. Kattan, *Chronische Erschöpfung - nur müde oder wirklich krank?*, https://doi.org/10.1007/978-3-662-63874-3_3

Verlust des Engagements und zu zahlreichen weiteren körperlichen Stressreaktionen.

Wer die Arbeit, berufliche Erfolge und soziale Anerkennung für sich selbst und sein eigenes Selbstwertempfinden benötigt, der arbeitet nicht, um den ursprünglichen gesellschaftspolitischen Zweck jeder Arbeit zu erfüllten. Er arbeitet also nicht, um einen Dienst an der Gesellschaft zu tun, sondern um sich selbst aufzuwerten. Um also dieses vermeintliche Ziel zu erreichen, werden die eigenen Bedürfnisse missachtet, Pausen nicht eingehalten, Ruhephasen vernachlässigt und wichtige Warnsignale des Körpers überhört. Die Freizeit wird zugunsten der Umsetzung beruflicher Ziele geopfert und ein gedankliches Abschalten fällt den Betroffenen immer schwerer. Zunehmende körperliche Erschöpfung, Tagesmüdigkeit, erhöhte Reizbarkeit, innere Unzufriedenheit und depressive Stimmung sind eine ganz natürliche Folge einer solchen Lebensführung. Die Freude an der Arbeit geht gänzlich verloren. Meist bleibt der große berufliche Erfolg aus, weshalb Betroffene sich in dieser Phase zurückziehen und Hilfsangebote ablehnen, da sie ihre Situation als persönliches Versagen bewerten und mit Schamgefühlen reagieren. Darunter leidet dann auch die Qualität ihrer erbrachten Leistungen, da sie Unzufriedenheit ausstrahlen und unter Selbstzweifeln leiden, weniger ausgeglichen sind und beispielsweise der Kundenkontakt als weniger befriedigend erlebt wird.

Für Menschen, die sich über ihren beruflichen Erfolg definieren, bricht damit ein entscheidender Pfeiler im Leben weg. Eine dadurch entstehende innere Leere, Perspektivlosigkeit und ein Motivationsverlust sind einige Merkmale einer oftmals begleitend auftretenden Depression. Betroffene wirken überdies emotional abgestumpft und wenig empathisch, was die zwischenmenschliche Kommunikation und berufliche Beziehungen weiter erschwert. Dieser gesamte Symptomkomplex ist typisch für einen Burnout.

Erste Alarmzeichen einer solchen Überlastung können sehr vielfältig sein. Zunehmende Gleichgültigkeit, Zynismus, Reizbarkeit, Antriebsschwäche, innere Anspannung, aber auch Hyperaktivität werden häufig gesehen. Aber auch eine ausgeprägte Müdigkeit, Schlafstörungen und vermehrtes Grübeln können einen Hinweis darauf geben, dass die Prioritäten falsch gesetzt wurden und zu wenig Zeit und Raum für Erholung eingeplant wird.

Obwohl dieses Erscheinungsbild in der Praxis relativ häufig vorkommt, gibt es noch keinen eindeutigen Diagnoseschlüssel dafür. Noch wird diese Erkrankung unter einem eher allgemeinen Code für die Krankenkasse verschlüsselt, mit der Bezeichnung: „Schwierigkeiten bei der Lebensbewältigung". Da dies nicht so eindeutig beschreibt, worum es sich dabei handelt, hat jetzt die WHO das Burnout-Syndrom „als chronischen Stress am Arbeitsplatz, der nicht erfolgreich verarbeitet wird" definiert. Diese Formulierung berücksichtigt jedoch leider noch nicht den anhaltenden Stress, der beispielsweise durch die Pflege von kranken Angehörigen verursacht wird und ebenfalls zu einem Burnout-Syndrom führen kann.

Die volle Ausprägung hat im beruflichen Bereich jedenfalls drei Dimensionen: Man „brennt" für nichts mehr – weder für die Arbeit, noch für die Klienten, noch für sich selbst. In der Zeit davor wurde jedoch besonders viel Zeit, geistige Energie und körperliche Kraft investiert, die den gesamten Organismus müde gemacht hat, da die erwünschten Effekte ausgeblieben sind.

> Wie sieht es mit Ihnen aus? Wie zufrieden sind Sie mit Ihrer beruflichen Situation? Können Sie sich für Ihre Tätigkeit begeistern?

Wie erkenne ich eine Depression?

Bei anhaltender Stressbelastung und körperlicher Erschöpfung treten ähnliche Beschwerden auf wie bei einer beginnenden Depression. Die Kernsymptome einer Depression sind eine gedrückte Stimmung und eine allgemeine Antriebs- und Lustlosigkeit, die bei einem Müdigkeitssyndrom zwar auch vorkommen können, aber meist nicht der Grund für die Vorstellung beim Arzt sind.

Da jeder fünfte Mensch im Laufe seines Lebens einmal davon betroffen ist und die Weltgesundheitsorganisation die Zahl der Menschen mit Depressionen in Deutschland auf über vier Millionen schätzt, sollte es bei der Abklärung der Beschwerden als mögliche Ursache unbedingt bedacht werden. Auch die Krankschreibungen aufgrund von psychischen Erkrankungen haben in den letzten Jahren weiter zugenommen und machen ca. 15 % aller Arbeitsunfähigkeitstage aus.

Interessenverlust, Schlafstörungen, Konzentrationsschwierigkeiten und eine allgemeine Müdigkeit sind oftmals Vorboten, die Sie alarmieren sollten, etwas dagegen zu unternehmen. Manchmal gibt es eine familiäre Belastung, häufig sind es jedoch unerwartete Lebensumstände oder belastende Erlebnisse, die bedrückende Gefühle und eine depressive Stimmungslage verursachen.

Eine Depression entwickelt sich meist schleichend. Depressionen werden nach dem weltweit anerkannten Klassifikationssystems ICD 10 anhand ihres Schweregrades in unterschiedliche Diagnoseschlüssel eingeteilt. Dabei spielen folgende Symptome eine wichtige Rolle:

Gedrückte Stimmung; Interessenverlust; Antriebslosigkeit; Verminderung von Konzentration und Aufmerksamkeit; vermindertes Selbstwertgefühl und Selbstvertrauen; Schuldgefühle; ein Gefühl der Wert- oder Bedeutungslosigkeit; eine stark negative oder pessimistische Zukunftsperspektive; Schlafstörungen; verminderter Appetit; Gedanken an Selbstverletzung und Suizidhandlungen oder deren Durchführung. All diese Symptome werden von einem Gefühl der Sinnlosigkeit begleitet. Die Betroffenen kennen oder fühlen ihren persönlichen Lebenssinn nicht mehr und verlieren die Orientierung. Das bedeutet, dass es ihnen zunehmend schwer fällt zu benennen, was sie fühlen, wollen, können und lieben.

Die Symptome müssen über mindestens zwei Wochen vorliegen und dürfen nicht durch eine andere psychische Erkrankung oder die Einnahme von Drogen erklärbar sein.

So kann eine ausgeprägte Müdigkeit mit Antriebsminderung und Motivationslosigkeit eine beginnende Depression verschleiern. Treten die Beschwerden stets in den Wintermonaten auf, könnte es sich auch um eine Winterdepression (saisonal abhängige Depression) handeln.

Manchmal reichen aktivierende Maßnahmen und die Formulierung neuer Ziele aus, um aus einem Stimmungstief herauszuführen und die Müdigkeit zu vertreiben. Oftmals ist aber auch eine intensive Unterstützung im Sinne einer begleitenden Psychotherapie oder die Einnahme von Antidepressiva erforderlich. Sollten Sie sich diesbezüglich unsicher sein, schildern Sie bitte Ihre Symptome Ihrem Hausarzt und überlegen Sie gemeinsam, welche weiteren Maßnahmen unternommen werden können, um Ihre Gesamtsituation zu verbessern.

Manchmal greifen Menschen in verzweifelten Lebenslagen jedoch auch zu Alkohol, Drogen oder anderen suchterzeugenden Mitteln, da sie sich nicht vorstellen können, ihre Situation anders zu ertragen. Illegale Drogen, Alkoholabusus, Spielsucht und andere Verhaltenssüchte können aufgrund ihres Abhängigkeitspotenzials und der damit zusammenhängenden psychischen und sozialen Probleme durch verschiedene Mechanismen zu Müdigkeit führen. Fällt die Wirkung der stimulierenden Stoffe im Gehirn weg, sinken der Adrenalin- und Cortisolspiegel. Dadurch lässt erst einmal die Ausschüttung der Glückshormone nach und der Blutdruck fällt ab. Zudem führen jegliche sozialen oder finanziellen Probleme und ein möglicherweise veränderter Schlaf-Wach-Rhythmus durch den Suchtmittelkonsum zu vermehrten Sorgen und hartnäckigen Schlafstörungen. Die Folge ist natürlich über kurz oder lang eine körperliche und psychische Erschöpfung, die Sie in ein soziales Abseits drängen kann.

Falls Sie sich angesprochen fühlen – lassen Sie sich professionell beraten. Eine Depression ist in den meisten Fällen gut behandelbar.

Wie äußert sich eine Fibromyalgie?

Diese Krankheit besteht aus einem Symptomkomplex, der sowohl verschiedene Körperregionen betrifft als auch psychische Beeinträchtigungen verursacht. Sie gehört zu den rheumatischen Erkrankungen und heißt übersetzt „Faser-Muskel-Schmerz".

Das Hauptsymptom sind Schmerzen in verschiedenen Körperregionen, die durch sogenannte „Tender Points" verstärkt werden können. Das sind Triggerpunkte, durch die charakteristische Schmerzen ausgelöst werden. Es wird vermutet, dass eine Störung der Schmerzwahrnehmung und deren Verarbeitung vorliegt. Außerdem kommt es häufig zu Schlafstörungen und vermehrter Erschöpfung. Diese Kernsymptome machen den Betroffenen durch eine Vielzahl weiterer Begleitsymptome das Leben schwer. Morgensteifigkeit, Tagesmüdigkeit, Reizdarmbeschwerden, Schwindel; Schluckbeschwerden; trockene Augen; Konzentrationsstörungen und Vergesslichkeit seien hier als einige Bespiele genannt. Das Fibromyalgiesyndrom geht sehr häufig mit einer Depression einher, was die Abgrenzung der einzelnen Erkrankungen erschwert.

Frauen erkranken neunmal häufiger als Männer. Obwohl Schätzungen zufolge circa 2 % der deutschen Bevölkerung daran leiden sollen, ist diese Krankheit relativ unbekannt und wenig gesellschaftlich akzeptiert. an. Ein Grund dafür könnte sein, dass an den betroffenen Muskeln oder Gelenken trotz der empfundenen Schmerzen keine krankhafte Veränderung festgestellt werden kann. Deshalb wird das Fibromyalgiesyndrom auch als „Leiden ohne Krankheit" bezeichnet.

Die Beschwerden sind jedoch keineswegs eingebildet, sondern mit der veränderten Schmerzwahrnehmung erklärbar. Man geht weiters davon aus, dass das Ausbrechen der Erkrankung mit einem langfristig erhöhten Stresslevel, Mobbing, einer genetischen Veranlagung für rheumatische Erkrankungen und früheren traumatischen Erlebnissen wie emotionaler Vernachlässigung oder sexuellem Missbrauch assoziiert ist. Letztendlich scheint vor allem der empfundene Stress für die Ausprägung der Beschwerden ausschlaggebend zu sein. Ein erhöhter Cortisonspiegel während des Tages konnte als Korrelat für die erhöhte Stressbelastung bei betroffenen Patienten gemessen werden. In Tierversuchen wurde bewiesen, dass eine anhaltende Stressbelastung mit einer erhöhten Ausschüttung von Adrenalin und Cortison einhergeht, was wiederum zu einer Schmerzsensibilisierung führt und für eine Hyperalgesie (erhöhte Schmerzempfindlichkeit) und eine allgemeine Überempfindlichkeit für sensorische Reize (Lärm, Licht, Kälte, Nässe) verantwortlich sein kann. Die vermehrte Stresshormonausschüttung erklärt auch am ehesten die begleitenden Schlafstörungen und die Erschöpfung während des Tages.

Mit einer Vielzahl an Behandlungsansätzen kann versucht werden, die Beschwerden zu lindern. Psychotherapeutische Unterstützung zum Abbau krankheitsbezogener Ängste und das Erlernen gezielter Methoden zur Stress- und Schmerzreduktion kommen ebenso zum Einsatz wie die Förderung regelmäßiger sportlicher Aktivitäten. Ein wichtiges Ziel ist nämlich die Verbesserung der Beweglichkeit, der allgemeinen Ausdauer und der Muskelkraft. Gezielte Schulungsprogramme unterstützen Betroffene darin, ihre Lebensqualität wieder zu verbessern. Es gibt auch medikamentöse Ansätze. Antidepressiva in niedrigen Dosierungen haben neben der verbesserten Stimmung durch ihren schmerzmodulierenden, angstlösenden und schlaffördernden Effekt in Untersuchungen die besten Erfolge erzielen können.

Was ist das Chronic-fatigue-Syndrom (CFS)?

Das chronische Müdigkeitssyndrom ist auch unter dem Begriff myalgische Enzepalomyelitis (ME) oder postvirales Müdigkeitssyndrom bekannt. Dieses Krankheitsbild beschreibt eine schwere körperliche und geistige Erschöpfung, die wenigstens sechs Monate angehalten hat oder wiederholt (rezidivierend) aufgetreten ist. Es setzt sich zusammen aus einem bunten Beschwerdebild stressassoziierter Symptome. Damit sind körperliche Stressreaktionen in sämtlichen Organen gemeint. Die Beschwerden dürfen nicht durch eine anhaltende, erschöpfende Tätigkeit erklärbar sein.

Man geht davon aus, dass diese Störung einen körperlichen Ursprung hat, weshalb eine vorausgegangene Infektionserkrankung als Diagnosekriterium genannt wird, die den zuvor gestressten Organismus ganz aus dem Gleichgewicht gebracht hat. In extremen Fällen führt diese Fehlregulation des Nerven- und Immunsystems zu einer weitreichenden Behinderung, die erst in einer Berufsunfähigkeit und später in einer Pflegebedürftigkeit münden kann. 25 % der Betroffenen können im Verlauf der Erkrankung ihre Wohnung nicht mehr verlassen oder sind sogar bettlägerig.

Aufgrund von Einzelstudien gibt es eine Vielzahl an Vermutungen über diese Krankheit, sie gibt Wissenschaftlern und Medizinern aber weiterhin Rätsel auf. Deshalb gibt es zur Zeit verschiedene Definitionen und eine Vielzahl an diagnostischen Kriterien, um diese Störung möglichst genau zu beschreiben. Wenn das allgemeine Aktivitätsniveau laut Angaben des Betroffenen im Durchschnitt 50 % oder weniger beträgt und eine Vielzahl der folgend aufgeführten Kriterien zutreffen, dann darf die Diagnose vergeben werden.

Hier in Kürze

1. Eine Zustandsverschlechterung nach Belastung ist charakteristisch. Das bedeutet, dass die Beschwerden nach der Anstrengung zunehmen und die anschließende Erholungsphase länger als 24 h dauert. Die Reduktion des Aktivitätsniveaus lässt sich anderweitig nicht erklären.
2. Schlafstörungen oder ein verändertes Schlafmuster machen einen erholsamen Schlaf nicht mehr möglich.
3. Muskel- und Gelenkschmerzen oder Kopfschmerzen ohne einen Hinweis auf eine Entzündung im Körper.
4. Neurologische Symptome wie schlechtere Konzentrationsfähigkeit, Wortfindungsstörungen, Lesestörungen, Licht- und Lärmempfindlichkeit, Verwirrung, Gleichgewichtsstörungen oder Probleme bei der Wahrnehmung von körperlichen Berührungen oder Sinneseindrücken aus der Umwelt.
5. Dieser Punkt bezieht sich auf eine mögliche Beeinträchtigung von autonomen Organfunktionen (z. B. Schwindel, Herzklopfen, Blasen- und Darmstörungen), immunologischen Störungen (schmerzende Lymphknoten, neue Allergien, Krankheitsgefühl etc.) und neuroendokrinen Auffälligkeiten (z. B. Intoleranz gegenüber Hitze oder Kälte, Appetitverlust, niedrigem Blutzucker, emotionaler Labilität).
6. Die Dauer muss mindestens sechs Monate betragen, um die Diagnose eines chronischen Müdigkeitssyndroms vergeben zu können.

Das Leiden der Betroffenen ist immens, und mit den heutigen Erklärungsansätzen wird man dem Ausmaß der Beschwerden nicht wirklich gerecht, zumal es keine anerkannte Therapie gibt. Oftmals vergeht viel Zeit, bis die Betroffenen diese Diagnose erhalten, zumal es keinerlei spezifische Marker im Blut gibt. Die diagnostische Unsicherheit bei den Ärzten ist groß, unter anderem weil es viele Überschneidungen mit Depressionen und anderen körperbezogenen Störungen gibt. Man geht davon aus, dass in Deutschland ungefähr drei Prozent betroffen sind, wobei vermutet wird, dass die Dunkelziffer deutlich höher liegt.

Moderate Bewegung im Alltag sowie eine langsame Steigerung von gezielten Trainingseinheiten verbessern die Fatigue. Eine Überforderung sollte natürlich vermieden werden, um jedoch einem vermehrten sozialen Rückzug entgegenzuwirken, ist ein Minimalprogramm in jedem Fall anzuraten: Einmal täglich an die frische Luft gehen, einen Sozialkontrakt haben und eine „Genusseinheit".

Chronische Erschöpfung nach einem schweren viralen Infekt (postvirale Fatigue)

Das Coronavirus SARS-CoV-2 und die Auswirkungen auf die Menschen ist noch nicht gänzlich erforscht. Es gibt noch viele Unklarheiten bezüglich der Folgen einer durchgemachten Erkrankung und der Wirksamkeit von Impfstoffen. Besonders auffällig war jedoch bisher die hohe Zahl an Covid-19-Erkrankten, die in der Folge an einem anhaltenden Erschöpfungssyndrom gelitten haben. Betroffene sind quasi von der Viruserkrankung genesen, jedoch keineswegs gesund. Im Rahmen eines sogenannten Post-Covid-Syndroms treten vor allem chronische Müdigkeit, Atembeschwerden, Geruchsverlust, Konzentrationsprobleme und Depressionen auf. Vor allem eine deutlich reduzierte Leistungsfähigkeit in Zusammenhang mit einer anhaltenden Erschöpfung wird oftmals beklagt. Es wird nicht nur bei älteren Patienten beschrieben, die eine sogenannte Long-Covid-Erkrankung durchgemacht haben, sondern leider auch bei jungen Menschen mit vergleichsweise milden Symptomen.

Dieses Phänomen ist als Folge auf eine schwere virale Erkrankung schon lange bekannt, wobei der ursächliche Mechanismus noch nicht gänzlich geklärt ist. Es wird ein Zusammenspiel verschiedener Faktoren vermutet. Im Rahmen der Infektion werden Zytokine freigesetzt, die möglicherweise eine überschießende Entzündungsreaktion verursachen und die anschließenden Reaktionen des Immunsystems beeinflussen. Dieser sogenannte „Zytokinsturm" wird für die Gewebeschäden in den Organen und vor allem der Lunge verantwortlich gemacht. Zytokine sind Proteine, die das Wachstum und die Differenzierung von Zellen regulieren. Eine weitere Hypothese betrifft die Vermutung, dass durch das Virus verursachte Gewebeschäden für die neurologischen Störungen verantwortlich sind. Auch Autoimmunreaktionen werden wissenschaftlich diskutiert.

Diese postviralen Symptome gehen meist nach ein paar Wochen wieder weg. Sie können aber in einigen Fällen auch monatelang anhalten und zu gravierenden Einschränkungen im Alltag führen, was eine interdisziplinäre Weiterbetreuung erforderlich macht. In darauf spezialisierten Post-Covid-Ambulanzen finden Sie die richtigen Ansprechpartner.

Wie zeigt sich eine Nebennierenschwäche?

Bei einer Nebennierenschwäche kommt es zu einem Hormonmangel, der dadurch Funktionseinschränkungen anderer Organe und Regelkreisläufe verursacht. Die Nebenniere produziert vor allem die Stresshormone Cortisol und Adrenalin und ist unter anderem für die Blutdruckregulation, den Blutzuckerspiegel und den Salzgehalt im Blut verantwortlich. Außerdem produziert die Nebennierenrinde Aldosteron und den Hormonvorläufer Dehydroepiandrosteron (DEHA), eine Ausgangssubstanz für männliche und weibliche Sexualhormone.

Das Cortisol ist eines der wichtigsten Hormone unseres Körpers, da es zum einen den Energieumsatz nahezu jeder Zelle reguliert und für den Eiweißstoffwechsel, ein funktionierendes Immunsystem und den Knochenstoffwechsel unentbehrlich ist.

Es wird eine primäre und eine sekundäre Form der Erkrankung unterschieden, abhängig davon, ob das Problem in dem Organ selbst, also der Niere, besteht oder ob ein Funktionsausfall eines übergeordneten Organs, wie der Hirnanhangdrüse oder des Hypothalamus, die Ursache ist. Meist handelt es sich um eine autoimmunologisch vermittelte Zerstörung der cortisolproduzierenden Zellen durch Antikörper. Aber auch chronische Infektionen wie beispielsweise Tuberkulose oder Cytomegalie, Tumorerkrankungen der Niere oder die Speicherkrankheit Amyloidose können die Ursache sein.

Die Arbeitsweise der Nebenniere zu verstehen, ist nicht einfach, da sie sehr komplex ist und unterschiedlichen Regelkreisläufen und Rückkopplungsmechanismen unterliegt. Im Rahmen chronischer Müdigkeit ist vor allem die sogenannte Stressachse interessant. Das ist der Regelkreis zwischen Hypothalamus, Hypophyse und Nebennierenrinde. Ist der Körper über einen längeren Zeitraum einem erheblichen Stress ausgesetzt, drosselt die Nebenniere vorerst die Produktion anderer Hormone zugunsten von Cortisol. Cortisol stärkt das Immunsystem und hilft dem Körper, sich an stressige Situationen anzupassen. Es erhöht unsere Stressresistenz. Hält der psychische und körperliche Stress an, dann erschöpft sich irgendwann die Produktion der Nebennierenhormone. Das hat vielfältige Symptome zur Folge. An der Spitze stehen eine ausgeprägte Müdigkeit und Stressintoleranz, verminderte körperliche Belastbarkeit, Unterzuckerungen, Zittern, Verdauungsstörungen und manchmal auch Muskelschmerzen. Es wird außerdem vermutet, dass diese chronische Aktivierung der Stressachse für eine sexuelle Unlust, eine sogenannte Libidoabnahme und Zyklusstörungen bei der Frau verantwortlich ist.

Eine Überfunktion hingegen führt zu erhöhten Blutzuckerwerten, Heißhunger, Schlaflosigkeit, Muskelschwäche, Infektionsneigung und Osteoporose.

Ärzte führen zur Diagnosesicherung einen sogenannten Stimulationstest durch. Bei diesem Test wird eine hohe Konzentration des Hormons Adrenocorticotropin (ACTH) über die Vene verabreicht. Dieses wird normalerweise im Gehirn in der Hirnanhangdrüse (Hypophyse) gebildet. Dadurch wird die Nebenniere stimuliert und schüttet bei einer einwandfreien Funktion Cortisol aus, was durch einen deutlichen Anstieg im Blut gemessen werden kann.

Eine medikamentöse Therapie richtet sich nach den hormonellen Ausfällen. Wenn Sie anhand der Symptombeschreibung hellhörig geworden sind, kontaktieren Sie Ihren Hausarzt und vereinbaren gegebenenfalls einen Termin bei einem Endokrinologen, der Fachperson für Hormone.

4

Richtig schlafen

Wie viel Schlaf ist normal?

Ein Großteil der arbeitenden Bevölkerung in Deutschland gibt laut einer Studie der DAK-Gesundheit an, regelmäßig von Ein- und Durchschlafstörungen betroffen zu sein. Eine weitere Studie der DAK fand heraus, das fast jeder dritte Schüler unter Schlafstörungen leidet und im Schnitt zwei Stunden zu wenig schläft. Auch die Zahl der Krankmeldungen aufgrund von Schlafstörungen nimmt derzeit zu.

Wie kommen wir in diesem digitalen Zeitalter, wo Reiz- und Informationsüberflutung uns ständig unter Strom setzen und unsere Zeit klauen, am besten abends zur Ruhe? Wie können wir uns da bestmöglich abgrenzen und entspannen? Zeitdruck oder Perfektionsdenken machen ein Abschalten fast unmöglich. Wir arbeiten im Akkordtempo, planen und organisieren, damit alles möglichst reibungslos läuft, alle zufrieden sind und die „Kohle" ausreicht.

Laut statistischem Bundesamt beträgt die übliche Schlafdauer eines Erwachsenen zwischen 6 und 9,5 h, durchschnittlich 8,22 h. Schlafmediziner empfehlen, nicht weniger als 7 h und nicht mehr als 8 h zu schlafen. Das individuelle Schlafbedürfnis kann davon natürlich etwas abweichen, abhängig von den Anforderungen des Tages, der Gesundheit, dem Alter und der jeweiligen Gewohnheit und Konstitution. Es gibt Langschläfer, Kurzschläfer, Morgenmuffel und Nachteulen. Fest steht, wer am Schlaf spart, spart an der falschen Ecke. Schlafmangel ist über mehrere Nächte hinweg immer mit sinkender Produktivität gleichzusetzen.

C. Kattan, *Chronische Erschöpfung - nur müde oder wirklich krank?*, https://doi.org/10.1007/978-3-662-63874-3_4

Viel wichtiger als die Schlafdauer und die Schlafenszeiten ist jedoch, ob wir unseren Schlaf als erholsam empfinden. Das scheint offensichtlich bei vielen Menschen nicht der Fall zu sein, obwohl sie ausreichend lange schlafen.

Manchmal schlafen Menschen, die sich zerschlagen und müde fühlen, jedoch schlichtweg zu viel oder wachen in einer ungünstigen Schlafphase auf. Das persönliche Optimum liegt in solchen Fällen womöglich unter der gewohnten Schlafdauer und sollte kritisch geprüft werden. Wenn Sie daran gewöhnt sind, neun Stunden und mehr zu schlafen, dann reduzieren Sie Ihre Schlafdauer versuchsweise um 30 bis 60 min.

Eine einigermaßen regelmäßige Einschlafzeit ist die halbe Miete, weshalb wir nicht über Netflix, Social Media oder YouTube die Zeit aus den Augen verlieren sollten.

Ein häufiger Grund sind aber tatsächlich Sorgen und Ängste, die Menschen vom Schlafen abhalten oder schweißgebadet aufwachen lassen. Das ist den Betroffenen oftmals nicht bewusst oder sie wollen es sich nicht eingestehen, denn das würde im Rückschluss bedeuten, dass sie in der Verpflichtung sind zu handeln beziehungsweise sich um ihre Baustellen zu kümmern. Schlafstörungen sind oftmals sehr belastend und führen dazu, dass sich Betroffene immer mehr Sorgen über ihr Schlafverhalten machen. Die Bedeutung eines erholsamen Schlafes ist groß, aber es passiert auch nichts, wenn man ein paar Nächte nicht gut schläft.

Schlafphasen

Ein gesunder Schlaf setzt sich aus unterschiedlichen Schlafphasen zusammen, die mehrfach pro Nacht durchlaufen werden. Jede Schlafphase ist durch ein spezifisches Gehirnwellenmuster erkennbar. Die Einschlafphase und die sich anschließende Leichtschlafphase sind leichte, oberflächliche Schlafzustände, aus denen wir problemlos aufzuwecken sind. Die Muskeln entspannen sich zusehends, der Pulsschlag sinkt, die Atmung wird langsamer und tiefer. Weil das Gehirn häufig schon vor der Muskulatur zur Ruhe kommt, bekommen wir in dieser Phase manchmal das Gefühl zu fallen, und es kann ein plötzliches Muskelzucken in den Beinen auftreten. Die Leichtschlafphasen machen 50 % des gesamten Nachtschlafs aus. An diese Phase schließt sich nach ungefähr 50 min eine Tiefschlafphase an, die den Löwenanteil des erholsamen Schlafes ausmacht. In dieser Phase sind wir maximal entspannt und schwer zu erwecken. Auf die Tiefschlafphase folgt dann wieder eine kurze Leichtschlafphase, die kurz darauf in die sogenannte

REM-Phase – oder auch Traumschlafphase – übergeht. Die Abkürzung REM kommt aus dem Englischen und steht für „rapid eye movement": Charakteristisch für diese Schlafphase sind die gut zu beobachtenden schnellen Augenbewegungen unter den geschlossenen Lidern. Während dieser Traumphase beschleunigt sich die Gehirnaktivität erheblich, was man durch viele kleine Ausschläge im Elektroenzephalogramm sehen kann. In der modernen Schlafforschung wird davon ausgegangen, dass in der REM-Phase vor allem emotionale Sinneseindrücke, aber auch Informationen, verarbeitet werden.

Ein kompletter Schlafzyklus dauert etwa anderthalb Stunden – plus/minus 10 min – und wiederholt sich vier- bis fünfmal pro Nacht, je nach Schlafdauer. In den frühen Nachtstunden dominieren in der Regel die Tiefschlafphasen, weshalb häufig angeraten wird, nicht zu spät ins Bett zu gehen. In den frühen Morgenstunden treten vermehrt REM-Phasen auf, die ein besseres Erinnern an unsere Träume möglich machen und uns das Aufwachen erleichtern.

Ein erholsamer Schlaf ist auch für unsere allgemeine Gedächtnisfunktion sehr wichtig. Dem Schlafhormon Melatonin werden wichtige Funktionen bei der Abspeicherung von Lerninhalten in einer bestimmten Gehirnregion, dem Hippocampus, zugesprochen. Zu Melatonin finden Sie weitere Informationen am Ende dieses Kapitels.

Die Bedeutung für das Immunsystem

Im Schlaf wird für das ganze System der „Reset"-Knopf gedrückt. Es findet eine Vielzahl an Regenerationsprozessen statt, und die Zahl der natürlichen Abwehrzellen steigt. Diese Zellen spielen für die Bekämpfung von Viren und Bakterien eine entscheidende Rolle. Bei einigen Menschen funktioniert dieser Mechanismus so gut, dass sie sich im Rahmen einer längeren Schlafphase förmlich „gesund schlafen" und ihre Symptome binnen weniger Stunden abklingen. Um häufig auftretenden Erkältungen und chronischen Infekten vorzubeugen, ist ein erholsamer Schlaf unabdingbar. So liegt es auf der Hand, dass psychischer Stress und ein damit zusammenhängender unruhiger Schlaf mit häufigen Erkrankungen assoziiert ist. Schlafforscher an den Universitäten in Tübingen und Lübeck konnten mit einem Experiment aufzeigen, dass Schlafentzug zu einer verminderten körpereigenen Infektabwehr durch die T-Zellen führt. Diese können unter Schlafentzug weniger gut an den infizierten Zellen andocken, was eine schnelle Verbreitung der schädlichen Zellen zur Folge hat. Eine Reihe von hormonellen Vorgängen während des Schlafes haben darüber hinaus hohen Einfluss auf die immunologischen Funktionen und unterstützen die Antikörperbildung.

Für Ärzte, Pflegekräfte, Schichtarbeiter und Nachteulen ist dieses Ergebnis ernüchternd. Zu den gesundheitlichen Risiken durch den veränderten Rhythmus und die Auswirkungen durch den Mangel an Tageslicht kommt oftmals noch eine Schlafstörung hinzu, die ein erholsames „Nachschlafen" am Tag erschwert. Möglicherweise wird irgendwann vom Berufsinformationszentrum explizit dazu geraten, bei der Berufswahl den individuellen Schlaftyp zu berücksichtigen. So werden sich nachtaktive Menschen besser mit Nachtarbeit identifizieren als Frühaufsteher, was dem gesamten Organismus zugute kommt und die anzunehmenden, abträglichen Effekte eines umgekehrten Schlaf-Nacht-Rhythmus mildert.

Mittagsschlaf

Gegen einen Mittagsschlaf ist absolut nichts einzuwenden. Vor allem nach einem reichhaltigen Mittagessen, wenn all unser Blut in die Verdauungsorgane gezogen wird, fühlen sich viele Menschen leer im Kopf und extrem müde. Im Büro fallen die Augen zu, und die Arbeitsmoral sinkt. Dagegen hilft nur ein kleiner Spaziergang auf dem Gelände, denn für einen ungestörten Mittagsschlaf sorgen die wenigsten Arbeitgeber. Wer sich hingegen die Zeit nehmen kann, wird durch eine kleine Siesta von den wohltuenden und wiederbelebenden Effekten eines kleinen Schläfchens profitieren. Was für die Südländer ganz normal ist, wird hierzulande oftmals als Faulheit oder Leistungsschwäche ausgelegt. Dabei können wir diese Pause für Körper und Geist zur Verbesserung unserer Konzentration und der Gedächtnisleistung dringend gebrauchen.

Aber Achtung! Um sich fit und regeneriert zu fühlen, reicht ein Power-Napping von 15 bis 20 min aus. Darüber hinaus kann es sogar schnell passieren, dass Sie sich besonders gerädert und matt fühlen, da eine Tiefschlafphase angebrochen wurde. So kann es Ihnen nach 40 min schwer fallen, wieder richtig wach zu werden oder in die Gänge zu kommen. Erst wenn Sie 90 min geschlafen haben, werden Sie sich nicht mehr zerknautscht fühlen. Ein ausreichend langer Tagesschlaf wird Sie optimal erholen, da nach dieser Zeit eine komplette Schlafphase beendet ist. Das lässt ein arbeitsreicher, durchgeplanter Tag meist jedoch nicht zu. Trotzdem sollten Sie nach Möglichkeit ab und zu ein kurzes Nickerchen machen, denn das beruhigt unser adrenerges System, reduziert innere Spannungen und wirkt sich positiv auf das Auftreten sämtlicher Erkrankungen aus.

Stellen Sie sich also unbedingt einen Wecker auf 20 min und kommen Sie nicht immer wieder in Versuchung, die „Snooze"-Funktion zu aktivieren. Falls Ihr Tagesablauf einen regelmäßigen Mittagsschlaf zulässt, versuchen Sie ihn zu einer festen Uhrzeit zu Ihrer Routine zu machen. Umso schneller schlafen Sie ein, und Ihr gesamter Biorhythmus wird es Ihnen danken.

Was passiert im Schlaflabor?

Im Schlaflabor werden die Länge und die Qualität Ihres Schlafes beurteilt. Es werden die einzelnen Schlafphasen, das Atemmuster und der Sauerstoffgehalt in Ihrem Blut aufgezeichnet. So ist es möglich, aufgrund des Atemmusters, der Gehirnstromaktivität und des Sauerstoffgehaltes in Ihrem Blut beispielsweise eine Schlaf-Apnoe-Erkrankung zu erkennen. Bei der Schlafapnoe kommt es mehrfach über die Nacht verteilt zu längeren Atempausen mit anschließender lauter Schnarchatmung. Die Atemaussetzer entstehen durch ein Erschlaffen der Rachenmuskulatur, die die Atemwege im Hals kurzzeitig verschließt. Diese nächtlichen Atemstillstände machen eine erholsame Nacht unmöglich. Unentdeckt kann diese Erkrankung gravierende gesundheitliche Schäden vor allem für das Herz nach sich ziehen. Eine ausgeprägte Tagesmüdigkeit ist eine weitere Folge des Schlaf-Apnoe-Syndroms, weil die Tiefschlafphasen immer wieder durch die Atemunterbrechungen und die anschließende, angestrengte Atmung zum Ausgleich des Sauerstoffdefizits unterbrochen werden. Begünstigt wird diese Erkrankung durch Übergewicht und Alkoholkonsum.

Um Ihr Schlafmuster überprüfen zu lassen, müssen Sie für eine Nacht auf einer speziell dafür ausgelegten Station verbringen und verkabelt in einem Bett schlafen. Wenn Sie sich immer müder und erschöpft fühlen, Ihnen morgens die Augen zufallen, obwohl Sie acht Stunden geschlafen haben, und Sie sich aufgrund Ihrer Müdigkeit nicht konzentrieren können, so besprechen Sie diese Möglichkeit der Diagnostik mit Ihrem Hausarzt. Manche Hausärzte bieten auch eine Polysomnografie an. Bei dieser erhält der Patient ein Gerät über Nacht nach Hause, das er vor dem Schlafen anlegt. Die Atempausen können durch einen Sensor am Brustkorb aufgezeichnet werden. Bei einem auffallenden Ergebnis empfiehlt sich eine genauere Untersuchung im Schlaflabor.

Regelmäßiges nächtliches Wasserlassen und Zähneknirschen vermindern ebenfalls die Schlafqualität. Wer dazu neigt, mit den Zähnen zu knirschen, der verarbeitet vermehrt Sorgen in der Nacht, schläft dadurch schlechter und hat oftmals auch Nackenverspannungen. Eine Aufbissschiene kann hier Abhilfe schaffen.

Weitere Erkrankungen, die zu einem wenig erholsamen Schlaf und Tagesmüdigkeit führen können, sind Narkolepsie, primäre und sekundäre Hypersomnie, Restless-Legs-Syndrom oder epileptische Anfälle.

Auch vermehrtes Träumen kann ein Grund sein. Normalerweise träumen wir phasenweise jede Nacht, können uns aber meist nicht daran erinnern oder vergessen es direkt wieder, es sei denn, der Schlaf ist sehr leicht, oder wir schreiben den Traum direkt beim Erwachen auf.

Wenn immer wiederkehrende Albträume zu einer qualitativen Beeinträchtigung des Schlafes führen oder uns sogar mit Herzrasen und Angstzuständen aufwachen lassen, so kann es sinnvoll sein, nach unbewussten Konflikten zu suchen. Sind die erinnerten Inhalte auf real Erlebtes zurückzuführen und drängen in der Nacht immer wieder durch Trauminhalte in das Bewusstsein hinein, dann kann eine traumatherapeutische Bearbeitung Sie von diesen Schreckensbildern befreien.

Die wichtigsten Tipps im Überblick

Besser einschlafen:

- Vor dem Schlafengehen sollten keine allzu aufregenden Filme geschaut werden.
- Sportliche Betätigung am Abend entspannt den Körper. Allerdings sollten Sie mindestens zwei Stunden vor der geplanten Schlafenszeit keine anstrengenden Dinge mehr tun.
- Feste Zubettgehzeiten tragen zur Schlafhygiene bei und helfen dem Körper, das Schlafprogramm zuverlässig einzuschalten.
- Durch Lesen oder Hören von ruhiger Musik können Sie den Körper und Geist zusätzlich entspannen.
- Geräte, von denen Strahlungen ausgehen, sollten möglichst außerhalb des Schlafraumes aufbewahrt werden. Zwar gibt es bisher keine eindeutigen Studien, die Spätschäden durch Elektrosmog nachweisen konnten, dennoch schlafen Sie ungestörter beispielsweise ohne Ihr Handy. Vor dem Einschlafen sollten Sie mental abschalten.

- Meiden Sie ein zu spätes oder reichhaltiges Abendessen. Nach 18 Uhr sollten Sie keine zu schweren Mahlzeiten einnehmen.
- Alkoholgenuss vermindert die Schlafqualität drastisch, da die Tiefschlafphasen verändert sind und man häufiger nachts wach wird.
- Auch der Kaffee am Abend ist für die meisten Menschen nur mit Vorsicht zu genießen, ebenso wenig wie andere koffeinhaltige Getränke. Manche Personen reagieren so stark darauf, dass sie die aufputschende Wirkung noch Stunden später verspüren.
- Die ideale Raumtemperatur während des Schlafes liegt bei 16 bis 19°C. Falls Ihnen das vor allem im Winter zu kalt sein sollte, empfiehlt es sich zumindest, vor dem Schlafen ausgiebig zu lüften.
- Das Schlafzimmer sollte nur zum Schlafen dienen und möglichst gut komplett abzudunkeln sein. Lichteinfall hat stark wachmachende Effekte.
- Ein heißes Bad vor dem Schlafen gehen, ggf. mit einem beruhigenden Badezusatz aus Lavendel, entspannt den Körper und bereitet den Kreislauf auf die Nacht vor.
- Sollten Sie nachts zur Toilette müssen, so empfiehlt es sich, einen Bewegungsmelder auf dem Boden anzubringen, der ein schwaches Licht verbreitet und Ihnen im Anschluss ein schnelleres Wiedereinschlafen ermöglicht.
- Manchmal ist der Feierabend alles andere als eine Feier am Abend. Sollten Sie aufgrund von unerledigten Aufgaben, wiederkehrenden Sorgen oder Ängsten in einem Gedankenkarussell feststecken, das Sie nicht ohne Weiteres anhalten können, so sollten Sie sich die Zeit nehmen, Ihre Gedanken kurz aufzuschreiben. Legen Sie Ihre Probleme und Gedanken in einem Tagebuch ab und beschäftigen sich dann zu einem späteren Zeitpunkt damit.

Besser aufwachen:

- Wenn Sie einen schrillen Wecker durch eine angenehme Melodie ersetzen, werden Sie nicht unerwartet aus süßen Träumen gerissen.
- Geben Sie Ihrem Körper die Zeit, in Ruhe aufzuwachen. Recken und strecken Sie sich mehrfach, öffnen vielleicht auch ein Fenster und atmen zwei Minuten bewusst und intensiv durch.
- Verschließen Sie Ihren Vorhang oder die Jalousie nicht vollständig, sodass am Morgen ein kleiner Lichteinfall gewährleistet ist. Wenn schon vor dem Erwachen ein bisschen Tageslicht auf Ihre geschlossenen Augen trifft, stellt Ihr Gehirn die Produktion von Melatonin eher ein.

Auch im Winter können Sie diesen Trick mit einer kleinen Zeitschaltuhr anwenden.

- Sind Sie es ohnehin gewohnt, morgens zu duschen, so probieren Sie es doch einmal mit Wechselduschen. Das belebt den Kreislauf und vertreibt zuverlässig Ihre Müdigkeit.
- Der Mensch ist ein Gewohnheitstier. Feste Gewohnheiten oder Rituale helfen beim Einschlafen und auch beim Aufwachen besser als jedes Schlafmittel.
- Fehlenden Nachtschlaf sollten Sie in der Regel nicht am Tag nachholen, da es sonst schwerer fällt, in einen guten Schlaf-Wach-Rhythmus zu finden.

Pflanzliche Helfer

Großer Beliebtheit erfreuen sich pflanzliche Schlafmittel, obwohl auch sie nicht ganz ohne Risiko sind. Baldrian, Melisse, Hopfen, Passionsblume und Lavendel in Tabletten, Tropfen, Pulvern oder Schlaftees können dabei helfen in den Schlaf zu finden, ohne dabei den Ablauf der Schlafphasen zu stören.

Die meisten Mittel haben zum Ziel, Körper und Geist zur Ruhe zu bringen. Bei vielen schlaffördernden Hilfsmitteln ist allerdings eher von einem Plazeboeffekt auszugehen. Dennoch wurde laut Arzneimittelherstellern 2017 allein in Apotheken für Einschlafhilfen ein Umsatz von 219 Mio. Euro erzielt.

Die Stiftung Warentest hat 55 rezeptfreie Schlafmittel getestet, darunter diverse Pulver, Tees und Nahrungsergänzungsmittel. Nur wenige Mittel konnten als „geeignet" bewertet werden. Dazu gehören nur Schlafmittel, die Diphenhydramin oder Doxylamin enthalten. Diese Stoffe gehören zur Gruppe der Antihistaminika, die auch bei Allergien zur Anwendung kommen und im Gehirn eine dämpfende Wirkung entfalten. Auch diese Schlafmittel sollten ebenso wie andere rezeptpflichtige Schlaf und Beruhigungsmittel nicht länger als zwei Wochen eingenommen werden, da es zu einem Gewöhnungseffekt und einer psychischen Abhängigkeit kommen kann. Bei erhöhter Dosis können unangenehme Nebenwirkungen wie Schwindel und Benommenheit auftreten. Starke Allergiker, die aufgrund ihrer Pollen- und Gräserallergie auf diese Mittel angewiesen sind, kennen vermutlich diese müde machende Nebenwirkung einzelner Präparate, die man sich bei Schlafstörungen zunutze machen kann.

Baldrianpräparate wurden ebenfalls positiv bewertet, allerdings gilt es zu bedenken, dass Baldrian über mehrere Tage bis Wochen eingenommen werden muss, bis es seine volle Wirkung entfalten kann.

Auch hochdosierte Lavendelprodukte zeigen bei regelmäßiger Anwendung eine gute angstlösende und schlafverbessernde Wirkung. Neueste Forschungsergebnisse haben bestätigt, dass die Pflanze beruhigend und entspannend wirkt, sodass sie zur Arzneimittelpflanze 2020 gekürt wurde. Der Duft ist nicht nur besonders angenehm, sonder verbreitet auch eine beruhigende und entspannende Wirkung im Körper. Es wird geschätzt, dass in der Pflanze bis zu 2000 Stoffe zusammenwirken. Sie wird in Form von Cremes, Ölen, Teezubereitungen, Salben, Tabletten und Badesubstanzen in der Apotheke angeboten. Es wurden mehrere Studien publiziert, in denen eine Angstreduktion und eine Verbesserung von Schlafstörungen gesehen wurden. Lavendel wird sehr gut vertragen weshalb nur ganz selten allergische Reaktionen oder Magenbeschwerden auftreten. Wenn Sie für Ihre Erschöpfung vor allem Schlafstörungen oder innere Anspannungszustände verantwortlich machen, so kann Lavendel Ihnen im Rahmen einer regelmäßigen Einnahme helfen. Zum Beispiel in Kapselform wird es unter dem Produktnamen Lasea in der Apotheke angeboten.

Melatonin

Unser Schlaf wird maßgeblich von zwei Hormonen geprägt, dem Melatonin und dem Cortisol, die sich in ihrer Wirkung abwechseln. Die anregende, aktivierende Wirkung des Stresshormons Cortisol ist vielen bekannt. Über das Schlafhormon Melatonin hingegen wissen wenige Menschen Bescheid. Es wird in der Hirnanhangdrüse aus dem „Stimmungshormon" Serotonin produziert und regelt den Schlaf-Wach-Rhythmus. Die Produktion von Melatonin wird über einen externen Lichteinfall auf die Augen gesteuert, sodass der Spiegel des Hormons im Blut bei Dunkelheit ansteigt. In der Nacht zwischen Mitternacht und 2 Uhr morgens ist die Konzentration am höchsten. Ein zu niedriger Melatoninspiegel kann mit Schlafstörungen einhergehen.

Vor allem Menschen, die in der Nacht arbeiten müssen oder oftmals aufgrund von Langstreckenflügen unter Jetlag leiden, nutzen die Wirkung von künstlich hergestelltem Melatonin. In Deutschland sind Melatonin-Präparate als Nahrungsergänzungsmittel in Höhe von 1 mg frei erhältlich. Die Dosis ist verhältnismäßig niedrig, entfaltet aber eine gute Wirkung im Sinne einer Reduktion der Einschlafzeit. Die Tablette sollte in niedriger Dosierung mindestens eine Stunde vor der geplanten Schlafenszeit eingenommen werden.

In höhere Dosierungen als 1 mg ist Melatonin in Deutschland nur für Kinder mit Autismus und Menschen mit Schlaflosigkeit, die älter als 55 Jahre sind, zugelassen. In anderen Ländern, wie beispielsweise der Schweiz, wird es auch bei Jetlag, Schichtarbeit und einer Winterdepression eingesetzt. Unsere „innere Uhr" wird von Melatonin synchronisiert. Darüber hinaus hat es eine gute antioxidative Wirkung, da es ein direkter Radikalfänger für Sauerstoff- und Stickstoffverbindungen ist. Freie Radikale sind Stoffwechselprodukte unseres Körpers, die ständig entstehen und „hoch reaktiv" sind. Diese Sauerstoffverbindungen klauen anderen Molekülen die Elektronen und bilden dadurch neue Radikale. Das führt in einer Kettenreaktion zu dem sogenannten „oxidativen Stress", der unsere Zellen schädigt und schneller altern lässt. Oxidativer Stress entsteht beispielsweise durch UV-Strahlen, Rauchen, Leistungssport, extreme körperliche Arbeit, normale Alterungsprozesse und Schadstoffe in unserer Umwelt. Melatonin und ein damit einhergehender erholsamer Schlaf wirken dem entgegen. Da Melatonin mit anderen Arzneimitteln und Alkohol interagiert, wird es als richtiges Arzneimittel eingestuft. Mittlerweile gibt es es sogar Melatonin-haltige Nasensprays auf dem Mark, die Sie rezeptfrei kaufen können. Obwohl es ein körpereigenes Hormon ist, ist es nicht unbedenklich und sollte nicht länger als zwei Wochen eingenommen werden.

Wer jeden Abend gegen unangenehme Gedanken ankämpft, sich in Sorgen verliert oder einfach nicht abschalten kann, für den sind die Hilfe-stellungen aus dem Kapitel Achtsamkeit beim Einschlafen hilfreicher als Arzneimittel. Vor allem verschreibungspflichtige Schlaf- oder Beruhigungs-mittel sollten Sie keinesfalls länger als zwei Wochen einnehmen, da das Abhängigkeitspotenzial sehr groß ist. Wenn Sie diese Mittel über einen längeren Zeitraum einnehmen, werden Sie noch mehr Schwierigkeiten haben, alleine und ohne Unterstützung in den Schlaf zu finden.

5

Ernährungsempfehlungen

Was ist die richtige Ernährung?

Es wäre zu einseitig und schlichtweg falsch zu behaupten, diese oder jene Lebensmittel seien gut und andere schlecht. Es gibt zudem keine Lebensmittel, die alle lebensnotwendigen Vitamine auf einmal enthalten, weshalb eine abwechslungsreiche Ernährung erforderlich ist.

Etliche Diäten werben neben einer Gewichtsabnahme mit einer Verbesserung der allgemeinen Gesundheit und des Wohlbefindens. Ob nun Atkins-, Paleo-, oder die 5-zu-2-Diät, Low-Carb, Trennkost, Heilfasten oder Detox-Konzepte – die meisten dieser Methoden versprechen in ihrer umfassenden Werbung wohl mehr, als sie halten können. Auch gibt es keine wissenschaftlichen Beweise dafür, dass diese oder jene Diät die Ausscheidung von Giftstoffen oder sogenannten Schlacken fördert, denn bei einem gesunden Menschen arbeiten Leber und Niere ausreichend gut, um den Körper von diversen Gift- und Abbauprodukten zuverlässig zu befreien. Letztendlich bringt vor allem eine dauerhafte Ernährungsumstellung oder die Veränderung schlechter Gewohnheiten einen anhaltenden Erfolg.

Die wichtigsten Tipps der deutschen Gesellschaft für Ernährung raten dazu, mehrere Portionen Obst und Gemüse täglich einzunehmen, saisonale und möglichst unverarbeitete Lebensmittel zu bevorzugen, besonders abwechslungsreich zu essen und die Nahrung schonend zuzubereiten. Vorzugsweise sollten Vollkornprodukte ausgewählt und durch tierische Lebensmittel ergänzt werden. Sie sollten nicht mehr als 300 bis 600 g Fleisch pro Woche essen. Zucker- und Salzzusätze sollten ebenso wie versteckte,

C. Kattan, *Chronische Erschöpfung - nur müde oder wirklich krank?*, https://doi.org/10.1007/978-3-662-63874-3_5

ungesunde Fette vermieden werden. Es wird angeraten, überwiegend Wasser zu trinken, sodass Softdrinks ebenso wenig wie Energiedrinks auf den Speiseplan gehören. Nicht zuletzt sollte jede Nahrung durch gutes Kauen und langsames Essen achtsam verzehrt werden.

Ausreichend Flüssigkeit

Eine ausreichende Flüssigkeitsaufnahme ist wichtig, da sonst das Blut zu dick ist und schlecht in den Gefäßen zirkuliert. Langsam fließendes Blut transportiert weniger gut den Sauerstoff, die kleinen Gefäße werden schlechter mit frischem Sauerstoff versorgt. Die Flüssigkeitsmenge in den Gefäßen ist reduziert, die Spannkraft der Haut nimmt ab. Bei älteren Menschen kommt es dadurch im Extremfall zu sogenannten „stehenden Hautfalten" an den Händen. Das reduzierte Blut-Flüssigkeitsvolumen senkt den Druck in den Gefäßen, aber auch im Herzen, was einen niedrigen Blutdruck verursacht. Dieser wiederum macht müde und kraftlos. Erwachsene sollten deshalb mindestens zwei Liter Flüssigkeit tagsüber trinken, vorzugsweise Wasser. Bei Hitzeperioden natürlich deutlich mehr. Der Input entscheidet in diesem Fall auch über den Output, unsere persönliche Leistungsfähigkeit.

Bewusstes Essen

Wenn wir etwas gut Bekömmliches, nicht zu Fettreiches und lecker Schmeckendes essen, dann fühlen wir uns in der Regel im Tagesverlauf besser, als wenn das nicht der Fall ist. Wenn wir uns häufig mit Junk-Food ernähren oder schlichtweg immer überfressen, dann macht uns das tagsüber müde und beraubt uns unserer Energie. Sogar Treppensteigen kann dann beschwerlich sein. Wählen Sie Ihre Nahrungsmittel bewusst aus und bevorzugen Sie leichte, leistungsorientierte Kost.

Ebenso wichtig wie die Frage, was Sie essen, ist jedoch die Frage, wie Sie essen. Nehmen Sie sich ausreichend Zeit und Ruhe für Ihre Mahlzeiten? Sind Sie in der Lage, das, was Sie essen, bewusst wahrzunehmen? Dafür ist es bedeutsam, die einzelnen Bestandteile Ihrer zubereiteten Mahlzeit gut zu kauen, einzeln zu schmecken, zu genießen und über die ganze Zeit des Essens „auszukosten". Gut gekautes Essen lässt sich auch deutlich besser verdauen.

Wie fühlt es sich im Mund an? Wonach schmeckt es? Erinnert Sie der Geschmack an andere kulinarische Erfahrungen oder besondere Erlebnisse?

Viele Menschen schlingen aus Gewohnheit oder aus Zeitdruck die Mahlzeit unbedacht hinunter und fühlen sich danach verständlicherweise müde und unbefriedigt. In diesen Situationen, vor allem wenn im Rahmen einer bewussten Ernährung oder Ernährungsumstellung eine Gewichtsabnahme intendiert wird, ist es hilfreich, sich einen Handytimer auf 15 oder 20 min zu stellen. Es kann sich als große, dennoch sehr wohltuende Herausforderung darstellen, so langsam zu essen, dass der Teller vor dem Handyklingeln noch nicht ganz leer ist. Probieren Sie es einmal aus.

Einige Tipps für den Alltag

- Koffein ist ein guter Wachmacher, der jedoch nicht auf leeren Magen und nur in Maßen und zur richtigen Zeit getrunken werden sollte. Wenn die körpereigene Cortisolproduktion sinkt, soll Kaffee besonders wachmachende Effekte erzielen. Das ist zwischen 10 und 17 Uhr. Wer zu viel Kaffee trinkt, kommt in einen Gewöhnungseffekt und merkt außer Magenbeschwerden nur noch wenig von der stimulierenden Wirkung. Schwarzer, grüner und weißer Tee, Mate-Eistee und Cola enthalten ebenfalls Koffein.
- Zuckerhaltige Nahrungsmittel am Morgen bewirken eine starke Insulinausschüttung, die den Blutzuckerspiegel abrupt senkt, was zu Müdigkeit führt. Außerdem wird dadurch auch die Produktion von dem „Wach-Hormon" Orexin gehemmt, einem stoffwechselfördernden Neuropeptid-Hormon, das unter anderem für eine erhöhte Aufmerksamkeit und Wachheit verantwortlich gemacht wird.
- Fettige und frittierte Nahrung sind Energieräuber. Zur Verdauung solcher Nahrungsmittel wird dem Körper viel Energie entzogen, was zu einem Leistungsknick und starker Müdigkeit führt. Das ist unnötig und zudem ungesund für die Gefäße im Körper.
- Meiden Sie Weißmehl. Das sind nur leere Kalorien, ohne Nährstoffe, weil bei der Herstellung Vitamine, Eisen und Kalzium verloren gehen. Durch die „schnellen Kohlenhydrate" schießt der Blutzuckerspiegel in die Höhe. Zudem wird Weizenmehl, wie in Zusammenhang mit der Weizensensitivität schon erwähnt, von der Bevölkerung zunehmend schlechter vertragen.
- Prüfen Sie die Inhaltsstoffe von Light-Produkten vor dem Verzehr. Oftmals wird der reduzierte Fettanteil durch Zucker oder

Zuckerersatzstoffe geschmacklich kompensiert. Einige Produkte enthalten ohnehin natürlichen Zucker, aber auch das ist nur in Maßen gesund. So ist auch der Fruchtzucker in beispielsweise Smoothies nur in begrenzten Mengen zu empfehlen.

- Eine Handvoll Nüsse jeden Tag soll die Gesundheit und die Konzentration fördern. Doch wenn mehr davon verzehrt wird, kann der hohe Fettgehalt in Nüssen zu Verdauungsstörungen und Müdigkeit führen. Nüsse sind leider auch ein gutes „Hüftgold".
- Zu viel Obst und Gemüse kann ebenfalls müde machen, da es die Produktion der Aminosäure Tryptophan anregt, die wiederum die Herstellung des Schlafhormons Melatonin fördert.
- Ballaststoffe, wie sie beispielsweise in Müsli oder Hülsenfrüchten zu finden sind, gelten zwar als besonders gesund, verursachen aber vor allem in Kombination mit Obst häufig Blähungen und machen müde. Dieser unangenehme Effekt kann durch eine erhöhte Flüssigkeitsaufnahme etwas gemildert werden.

Nahrungsergänzungsmittel

Unser Gesundheitssystem ist deutlich mehr auf Erkrankung fokussiert als auf den Erhalt von Gesundheit. So ist es kein Wunder, dass auch die Mineralstoffindustrie mehr am Profit als an der Gesundheitsförderung interessiert ist. Bei der Frage nach einer ausreichenden Nährstoffversorgung der Bevölkerung scheinen unterschiedliche Interessen aufeinander zu prallen, weshalb Debatten um Vitamin D oder andere Vitamine und Mineralstoffe immer wieder aufflammen, jedoch trotz eines beispielsweise weit verbreiteten Vitamin-D-Mangels keine konkreten Empfehlungen bezüglich einer Substitution ausgesprochen werden.

Außerdem wurde in Studien gesehen, dass der Gehalt an Magnesium, Kalzium und Eisen in beispielsweise Tomaten, Karotten oder Spinat in den letzten 100 Jahren um ca. 90 % abgenommen hat und die Nutzböden immer weniger Selen und andere Spurenelemente enthalten. Dennoch reicht eine ausgewogene Ernährung meistens aus.

Bei dem Thema Nährstoffversorgung wird deshalb der Verbraucher selbst in die Pflicht genommen, sich ein Bild zu machen. Durch kontroverse Informationen und umfassende Werbeangebote verunsichert, wird er letztendlich sogar bei einem nachgewiesenen Mangel selbst zur Kasse gebeten. Die deutsche Gesellschaft für Ernährung spricht lediglich die Empfehlung aus, Vitamin D zu substituieren, wenn ein Aufenthalt im Freien bei

Sonnenschein über längere Zeit nicht möglich ist. Außerdem rät sie der Gesamtbevölkerung bei der Nahrungszubereitung zur Verwendung von jodiertem und fluoridiertem Speisesalz sowie zu Lebensmitteln, die mit Jodsalz hergestellt wurden. Weitere Empfehlungen werden nicht ausgesprochen. Unumstritten ist jedoch, dass eine gezielte Ernährungsintervention bei der Behandlung vieler Erkrankungen eine bedeutende Rolle spielt.

Nahrungsergänzungsmittel sind dazu bestimmt, die allgemeine Ernährung zu ergänzen. Es gibt diese Nährstoffkonzentrate in sämtlichen Darreichungsformen und Dosierungen. Nahrungsergänzungsmittel können Vitamine und Mineralstoffe, aber auch rein pflanzliche oder tierische Stoffe enthalten. Laut der Verbraucherzentrale geben Verbraucher jährlich mehr als eine Milliarde Euro für diese Mittelchen und Pillen aus, obwohl sie aus ernährungsspezifischer Sicht als überflüssig, mitunter sogar als gefährlich eingestuft werden. Manch einer wird darüber erstaunt sein zu lesen, dass diese Produkte vor der Markteinführung weder auf Wirksamkeit noch auf Sicherheit geprüft werden. Das ist somit anders als bei richtigen Arzneimitteln, die ein aufwendiges Zulassungsverfahren durchlaufen. Wohlklingende Versprechen über ein gesünderes Leben mithilfe von diesen mitunter exotischen Mittelchen locken laut Forsa-Umfrage der Verbraucherzentrale jedem Dritten Deutschen das Geld aus der Tasche. Für das, was sie versprechen und womöglich nicht halten, ist einzig und allein der Hersteller verantwortlich, und dieser wird bei Problemen selten zur Rechenschaft gezogen.

Für die Menschen, die sich überwiegend ausgewogen ernähren, sind diese Pillen und Pulver schlichtweg wirkungslos, da sie nicht in relevanten Mengen vom Körper aufgenommen werden. In seltenen Fällen können diese Stoffgemische aufgrund von Interaktionen mit anderen Arzneimitteln, Überdosierung oder Organeinschränkungen durch Vorerkrankungen der Gesundheit sogar schaden.

Wenn Sie es in Erwägung ziehen, Ihre Müdigkeit auf diese Weise zu bekämpfen, so lohnt es sich immer, erst einmal über Alternativen nachzudenken. Eine Ernährungsumstellung oder die Veränderung ungünstiger Gewohnheiten bringen meist mehr Erfolg. Wenn ein Nährstoffmangel vermutet wird oder eine Fettleibigkeit aufgrund eines ungünstigen Essverhaltens besteht, so ist eine qualifizierte Ernährungsberatung sinnvoll. Sprechen Sie Ihren Arzt darauf an, der dann eine ärztliche Notwendigkeitsbescheinigung ausstellen kann, mit der sie einen Kostenvoranschlag mit Teilerstattung der Kosten bei Ihrer Krankenkasse beantragen können.

In jedem Fall sollten Sie die produktspezifischen Tageshöchstdosierungen und Einnahmeempfehlungen beachten. Wer sich selbst informieren möchte, kann dies auf der Internetseite der Verbraucherzentrale unter „Klartext Nahrungsergänzung" tun.

Ein Grund für die abnehmende Nährstoffversorgung des Menschen ist die Tatsache, dass im Erdreich vor allem in Industriezentren und Ballungsgebieten zunehmend mehr Schwermetalle wie Quecksilber, Cadmium, Aluminium, Blei und Arsen zu finden sind. Diese Einflüsse bewirken eine bedeutsame Veränderung der Bodenqualität und führen schließlich dazu, dass beispielsweise die Selenaufnahme der Pflanzen erheblich behindert wird. Ausgelaugte Nutzböden, abnehmender Gehalt an Vitaminen in chemisch behandeltem Obst und Gemüse und der zunehmende Alltagsstress sind weitere Faktoren, die einer guten Nährstoffversorgung entgegenwirken. Zudem ist in vielen Lebenssituationen unter starker körperlicher und psychischer Belastung der Bedarf schlichtweg erhöht.

Für das tägliche Kochen haben nicht alle Menschen Zeit, sodass zu schnellen Energielieferanten in Fast-Food, Weißmehlprodukten und Süßigkeiten gegriffen wird. Für jeden von uns hat ein Tag 24 h, und das Setzen von Prioritäten spielt gerade bei der Ernährung eine entscheidende Rolle, dennoch ist mir bewusst, dass manche Menschen mehr Zeit in der Küche verbringen können und andere durch extreme Belastungen nach der Arbeit, die Pflege der eigenen Eltern o.Ä. nicht immer dazu kommen, alles frisch zu kochen.

Im Folgenden finden Sie eine Auswahl einiger Vitamine, Mineralstoffe und anderer Nahrungsergänzungsmittel im Hinblick auf Erschöpfungszustände, deren Einnahme ich unter bestimmten Voraussetzungen als sinnvoll erachte. Eine eindeutige Studienlage gibt es bei einigen der unten aufgeführten Beispiele jedoch nicht, weshalb der individuelle Nutzen immer wieder kritisch hinterfragt werden sollte.

B-Vitamine

Vor allem die Vitamine B12 (Cobalamin), B9 (Folsäure) und B2 (Thiamin) und das Vitamin D sind bei veganer Ernährung zu ersetzen. Für Kinder und Säuglinge ist das besonders wichtig, da es ohne diese Vitamine zu Entwicklungs- und Wachstumsverzögerungen und gravierenden neurologischen Störungen kommen kann. Die Vitamine aus der B-Gruppe sind für den Energiestoffwechsel, die Blutbildung und den Erhalt unserer Nervenbahnen von entscheidender Bedeutung. Sie zählen zu den wasserlöslichen Vitaminen und können außer B12 im Körper nicht gespeichert werden. Ein Mangel vor allem an Vitamin B12 zeigt sich durch Störungen in der Nervenweiterleitung, die in einer depressiven Verstimmung, Abgeschlagenheit, Nervosität und allgemeiner Stressanfälligkeit ihren Ausdruck finden kann. Die einzelnen acht B-Vitamine arbeiten bei verschiedenen Stoffwechselvorgängen zusammen und werden deshalb auch als „Vitamin-B-Komplex" bezeichnet. Eine Einnahme eines Komplex-Präparates erscheint deshalb sinnvoll. Wenn überwiegend dünne, brüchige Haare das Problem sind, kann eine gezielte Einnahme von Vitamin B7 (Biotin) in Kombination mit Zink sinnvoll sein.

Vitamin B6, B12 und Folsäure sollten ebenfalls als Kombipräparat eingenommen werden, da sie eng bei der Blutbildung zusammen arbeiten und ein Mangel eines dieser drei zu einer Funktionseinschränkung der anderen beiden führt. Eine Blutarmut hat dann zwangsläufig einen Leistungsabfall und chronische Müdigkeit zur Folge.

Vitamin C

Dieses wasserlösliche Vitamin kann vom Körper nicht hergestellt werden, weshalb es in ausreichender Menge durch die Nahrung aufgenommen werden muss. Es ist vor allem in frischem Obst und Gemüse enthalten. Einen besonders hohen Vitamin-C-Gehalt finden Sie neben Zitrusfrüchten in Paprika, Brokoli, Rosenkohl, Grünkohl, Fenchel, Sanddorn, Hagebutte und schwarzen Johannisbeeren. Natürliches Vitamin C wird besser resorbiert als künstliches, weshalb Sie es vorzugsweise über die Nahrung aufnehmen sollten. Um sich möglichst viel von dem Vitamin zu erhalten, sollten Sie bei der Zubereitung bedenken, dass Vitamin C sehr luft-, licht- und hitzeempfindlich ist.

Ein Mangel äußert sich neben den typischen Skorbut-Symptomen wie Zahnfleischbluten, Zahnausfall und Hautbeschwerden in Konzentrationsschwierigkeiten, Müdigkeit, Schlafstörungen, Hämorrhoiden und Krampfadern sowie dem häufigen Auftreten von Erkältungen. Vitamin C ist ein effektiver Radikalfänger, Antioxidans und schützt damit die anderen Zellen. Eine seiner wichtigsten Funktionen betrifft unser Immunsystem, auf das es in vielfältiger Weise modulierend wirkt, weshalb es bei Erkältungen unterstützend eingenommen werden sollte.

Der Körper wird überdies bei der Eisenaufnahme im Darm durch Vitamin C unterstützt. Auch für die Kollagenbildung in Knochen, Knorpel und Gefäßen ist es unabdingbar. Die Synthese des Neurotransmitters Serotonin, der auch als Glückshormon bezeichnet wird und bei Depressionen eine Rolle spielt, ist ebenfalls auf Vitamin C angewiesen.

Glutamin

Unsere Muskulatur besteht zu fast 60 % aus der Aminosäure L-Glutamin, die vom Körper selbst hergestellt werden kann. Glutamin wird deshalb von vielen Ausdauersportlern zusätzlich in Ergänzungsmitteln eingenommen, da es für eine schnellere körperliche Regeneration sorgt und den Muskelaufbau unterstützt. Die Glykogenspeicher werden durch das extern zugeführte Glutamin schneller wieder aufgefüllt und geben damit Energie zurück. Glykogen ist eine Speicherform für Kohlenhydrate, die hauptsächlich in der Muskulatur gelagert wird.

Davon abgesehen ist Glutaminsäure ein unverzichtbarer Baustein für den Gehirnstoffwechsel. Als Botenstoff stimuliert er die Ausschüttung von Wachstumshormonen und spielt bei der Signalweiterleitung im Gehirn bei Lern- und Denkprozessen und unserer allgemeinen Gedächtnisfunktion eine entscheidende Rolle.

Für die Darmgesundheit fungiert Glutamin als wichtiger Energielieferant.

Bei erhöhter körperlicher Belastung werden sämtliche Aminosäuren zwecks Energiegewinnung schneller verbraucht, was zu einer körperlichen Erschöpfung und Konzentrationsstörungen führen kann, die durch Glutamineinnahme abgemildert werden.

Bei Erkältungen, häufigen Infektionen, nach Verbrennungen und größeren Operationen kann die Einnahme von Glutamin die körpereigenen Heilungsprozesse unterstützen und für mehr Ausgeglichenheit in Stresssituationen sorgen.

Vitamin D

Auf dieses Vitamin wurde im ersten Kapitel (medizinische Abklärung) ausreichend eingegangen. Lesen Sie bitte dort nach, inwiefern eine zusätzliche Einnahme für Sie sinnvoll ist.

Selen

Das Spurenelement Selen spielt in vielen Prozessen im Organismus eine Rolle, da es ein Bestandteil einer wichtigen Aminosäure und auch ein Enzymbaustein ist. Neben seiner Funktion als Radikalfänger ist Selen für die Produktion der Schilddrüsenhormone und die Spermienproduktion unerlässlich. Auch ein funktionierendes Immunsystem ist auf Selen enthaltende Proteine angewiesen, da sie die Produktion von Antikörpern

und die Aktivität der natürlichen Killerzellen anregen und die Immunabwehr verbessern. Ein Selenmangel führt somit zu Störungen im Immunsystem, einer gestörten Spermienproduktion und einer Beeinträchtigung der
Muskelfunktion. Außerdem trägt Selen zur Erhaltung gesunder Haare und
Nägel bei. Bezüglich der allgemeinen Selenversorgung in Deutschland wird
laut Verbraucherzentrale vermutet, dass Teile der Bevölkerung grenzwertig
versorgt sind.

Eine zusätzliche Zufuhr von Selen durch Nahrungsergänzungsmittel kann
deshalb nicht nur für Diabetiker und Krebspatienten sinnvoll sein, da die
Böden in Deutschland sehr wenig Selen enthalten und ein Selenmangel
heutzutage weitaus verbreiteter ist, als allgemein angenommen wird.

Selen ist ein wichtiges Antioxidans, das den Körper vor diversen
Erkrankungen wie beispielsweise Krebs, Herz-Kreislauf-Erkrankungen,
Augenerkrankungen und neurologischen Erkrankungen schützt.
Schätzungsweise werden etwa 30 bis 55 µg mit der Nahrung täglich aufgenommen. Empfohlen wird jedoch deutlich mehr, sodass einige Experten
aufgrund der allgemeinen Schutzwirkung und der Unterstützung bei der
Immunabwehr sogar eine Aufnahme von bis zu 200 µg für angemessen
halten. Menschen mit Schilddrüsenerkrankungen und Veganer sollten
besonders auf eine ausreichende Selenaufnahme achten.

Coenzym Q10

Dieses Enzym ist unerlässlich für den gesamten Organismus, da es eine
zentrale Rolle für die Energieversorgung spielt und lebenswichtige Bau-
steine für das Zellwachstum und die Zellerhaltung liefert. Außerdem
schützen seine stark antioxidativen Eigenschaften unsere Erbsubstanz
vor Schädigungen durch freie Radikale. Da es die Kraft unserer Muskeln,
unserer Nerven und die Abwehrleistung unseres Immunsystems erhält,
wird es auch als „Anti-Aging-Mittel" bezeichnet. Ein Teil des benötigten
Coenzyms Q10 kann der Körper selber herstellen, was aber mit
zunehmendem Alter schlechter gelingt, sodass ältere Menschen häufiger
einen Mangel haben, zumal nur die gezielte Aufnahme bestimmter
Nahrungsmittel wie Nüsse, Zwiebeln, Leber, Hülsenfrüchte, Fisch oder
Pflanzenöle eine nennenswerte Menge an Coenzym Q10 enthalten.

Diabetiker, Krebspatienten und Menschen, die Cholesterinsenker einnehmen müssen, sind besonders von einem Mangel bedroht. Anhaltende
Stresssituationen, häufige Infekte, erhöhte körperliche Belastung, Mangel-
ernährung und eine Aufnahmestörung des Darms können ebenfalls einen

Mangel verursachen. Einen Coenzym Q10- Mangel können Sie in Ihrem Blut überprüfen lassen und im Bedarfsfall eine Supplementierung von 90 bis 390 mg/Tag beginnen. Die Kosten für die Bestimmung dieses Wertes werden von den gesetzlichen Krankenkassen in der Regel nicht übernommen.

Tryptophan

Diese Aminosäure spielt eine bedeutende Rolle bei der körpereigenen Produktion von Neurotransmittern, so auch dem Serotonin, was schon mehrfach erwähnt wurde. Tryptophan ist nämlich eine Vorstufe von Melatonin, Vitamin B3 und Serotonin. Es kann vom Körper nicht selbst gebildet werden und muss deshalb mit der Nahrung aufgenommen werden. Ist die Stimmung dauerhaft im Keller, kann ein Mangel an Serotonin im synaptischen Spalt im Gehirn die Ursache sein. Der synaptische Spalt ist die neuroanatomische Bezeichnung für den Zwischenraum zwischen einem Nervenende und einem neuen Nervenanfang, wo die zu übertragende Information mithilfe von Botenstoffen übergeleitet wird. Befindet sich im Gehirn zu wenig von dem Stimmungshormon Serotonin, so bedeutet das aber nicht gleichzeitig, dass zu wenig Tryptophan im Körper vorhanden ist, da ein Mangel in den Industrieländern quasi ausgeschlossen werden kann. Lediglich bei einer diagnostizierten Fruktosemalabsorption wurden signifikant erniedrigte Serotoninspiegel im Blut gemessen. Aminosäuren wie Tryptophan sind vor allem in Eiweiß enthalten.

Sollten Sie beispielsweise unter Konzentrations- und Gedächtnisstörungen oder unter schlechter Stimmung leiden, so könnte es einen Versuch wert sein, ein Nahrungsergänzungsmittel mit Tryptophan einzunehmen. Letztendlich ist entscheidend, welche Erfahrungen Sie selbst damit machen.

Omega-3-Fettsäuren

Die Omega-3-Fettsäuren zählen zu den ungesättigten Fettsäuren und sind eine Untergruppe innerhalb der Omega-n-Fettsäuren. Sie sind lebensnotwendig für die menschliche Ernährung, da sie nicht selbst vom Körper hergestellt werden können.

Pflanzliche Omega-3-Fettsäuren (α-Linolensäure, „ALA") dienen der Energiegewinnung, werden in Zellmembranen eingebaut und sind Vorläufer von Prostaglandinen. Im menschlichen Körper werden Omega-3-Fettsäuren zu einem kleinen Teil zu anderen Fettsäuren umgewandelt. Eine weitere, in einigen Nahrungsmitteln ebenfalls vorkommende Fettsäure namens Omega-6-Fettsäure behindert diese Umwandlung. Deshalb sollte man nicht zu viel Omega-6 zu sich nehmen, was jedoch in Anbetracht der Überversorgung in der westlichen Welt gar nicht so leicht ist. Ein Verhältnis von Omega-6 zu Omega-3 von 4:1 bis 6:1 wird demnach als günstig angesehen. Da jedoch in den meisten Pflanzenölen und Fleischwaren verhältnismäßig viel Omega-6 enthalten ist, muss gezielt nach einer guten Versorgung mit Omega-3 gesucht werden.

Vor allem in der Schwangerschaft und Stillzeit sollte eine zusätzliche Einnahme erfolgen, da sie die Gehirnentwicklung bei Kindern fördert, das Risiko einer Frühgeburt verringert und einer Wochenbettdepression vorbeugt. Auch werden den Omega-3-Fettsäuren eine entzündungshemmende Wirkung in Bezug auf rheumatische Erkrankungen und einen schützenden Effekt vor einigen Krebserkrankungen und Herz-Kreislauf-Erkrankungen nachgesagt. Die Wirkweise ist demnach vielseitig und komplex. Wer nicht regelmäßig fetten Seefisch wie Hering oder Lachs isst oder täglich die richtigen Pflanzenöle verwendet, der sollte über eine zusätzliche Einnahme nachdenken. Es gibt auch vegane Omega-3-Kapseln zu kaufen.

Zink

Wer häufig unter brüchigen Haaren, Nägeln und vor allem Erkältungsinfekten leidet, der profitiert von einer regelmäßigen Zinkeinnahme. Weitere Symptome eines Zinkmangels sind Wundheilungsstörungen, trockene, schuppende Haut, Akne, Ekzeme und vermehrter Hautpilzbefall. Auch bei häufigen Erkältungsinfekten konnte eine positive Wirkung durch Zink beschrieben werden, da es das Immunsystem unterstützt und Erschöpfungszuständen den Kampf ansagt. Für das richtige Funktionieren von Enzymen und Hormonen sowie anderen Stoffwechselprozessen ist Zink unablässig. Eine Mangel- oder Fehlernährung, ein erhöhter Zinkbedarf in der Schwangerschaft, chronische Infekte oder eine Aufnahmestörung im Darm durch eine chronische Darmerkrankungen können Gründe für eine Unterversorgung sein.

Zink ist in vielen Nahrungsmitteln, wie rotem Fleisch, Geflügel, Hülsenfrüchten und Getreide, Fisch, Milchprodukten und Eiern enthalten. Allerdings kann nur ein kleiner Teil des aufgenommenen Zinks vom Darm resorbiert werden. Bei einem echten Mangel müssen dem Körper deshalb größere Mengen angeboten werden. Für Sportler, Schwangere und infektanfällige Menschen bietet sich eine unterstützende Einnahme vor allem in der Erkältungszeit an. Kombinationspräparate aus Zink und Vitamin C konnten in Studien als unterstützende Maßnahme zur Linderung von Erkältungsinfekten im Vergleich zu etlichen anderen Mitteln nachweislich gut abschneiden. Sie sollten trotz des etwas höheren Preises Zinkpräparaten aus der Apotheke den Vorzug geben, da diese eine sinnvolle Dosierung und bessere Bioverfügbarkeit haben als Supermarktware.

Ginseng

Das wohl bekannteste Mittel ist der Ginseng, der seit etwa 2000 Jahren in der traditionellen chinesischen Medizin breite Anwendung findet und sich auch in Europa großer Beliebtheit erfreut. Es gibt verschiedene Ginsengarten, die alle zur Gattung Panax gehören und zum Beispiel vereinzelt in schattigen Gebirgs- und Waldregionen Nordkoreas, in Teilen Sibiriens und in China wachsen. So gibt es den koreanischen, amerikanischen oder japanischen Ginseng und weitere gattungsfremde Arten.

Viele Panax-Arten sind vom Aussterben bedroht, weshalb seit über 800 Jahren der Ginseng in Kulturen angebaut und als Heilmittel verarbeitet wird. Der Anbau ist ziemlich aufwendig, zeitintensiv und pflegebedürftig, da die Wurzel erst nach vier bis sechs Jahren geerntet werden kann und an derselben Stelle für über zehn Jahre lang kein neuer Ginseng angebaut werden kann. Wild wachsender Ginseng kommt fast nicht mehr vor, soll aber deutlich höhere Mengen an Ginsenoiden enthalten. Große Wurzeln, die zehn Jahre und älter sind, erzielen beträchtliche Preise und kurbeln den extensiven Anbau in Wäldern in den USA an. Die Bezeichnung „Panax" kommt aus dem Lateinischen und bedeutet so viel wie Allheilmittel, benannt nach der allheilenden Göttin Panacea.

Die Hauptwirkstoffe der Ginsengwurzel sind die sogenannten Ginsenoside, die mit den anderen enthaltenen Wirkstoffen eine antientzündliche und antioxidative Wirkung haben. Zugelassen ist die Wurzel zur Stärkung und Kräftigung bei Müdigkeits- und Schwächegefühlen, verminderter Leistungsfähigkeit und Konzentrationsschwierigkeiten, vornehmlich in der sogenannten Rekonvaleszensphase. Das ist die Erholungsphase nach einer längeren Krankheit. Durch die adaptogenen Wirkungen werden die natürlichen Widerstandskräfte gestärkt und die Produktion der Neurotransmitter angeregt. So kann die getrocknete Wurzel des Ginsengs stressbedingten Infektionskrankheiten vorbeugen. Eine antidiabetische und antitumorale Wirkung wird ebenfalls diskutiert. Auch Beschwerden durch die Wechseljahre und Erektionsstörungen sollen durch die Einnahme verbessert werden.

Die Wirksamkeit bezieht sich somit auf den Gehalt an Ginsenoiden, die laut europäischem Arzneibuch mindesten 0,4 % in der getrockneten Wurzel betragen sollte. Der Anteil an Ginsenoiden variiert je nach Pflanzenart und Alter der Pflanze.

In der Medizin werden die Wurzeln der vier bis sechs Jahre alten Pflanze verwendet. Je nach Verarbeitung wird in roten oder weißen Ginseng unterschieden. Der Unterschied besteht darin, dass beim weißen Ginseng traditionell die Wurzel nach der Ernte gebleicht und getrocknet wird. Wenn die Wurzel nach der Ernte mit Wasserdampf behandelt und getrocknet wird, bezeichnet man sie als roten Ginseng. Für Medikamente und Nahrungsergänzungsmittel wird eher der rote Ginseng verwendet, obwohl weißer Ginseng doppelt so viele Ginsenoide enthält. Es sind Präparate in Form von Kapseln, Saft oder Lutschtabletten im Handel.

Um von der positiven Wirkung profitieren zu können, ist eine regelmäßige Einnahme über einen Zeitraum von drei Monaten sinnvoll. Wie bei jedem Nahrungsergänzungsmittel kommt es auf die richtige Dosierung an. Vorbeugend reicht die ein- bis zweimal tägliche Gabe von einem Gramm Ginsengextrakt, zur Behandlung akuter Beschwerden werden zwei Gramm empfohlen. In Korea werden deutlich höhere Dosierungen eingenommen. Es kann zu Interaktionen mit anderen Arzneimitteln kommen, sodass beispielsweise die Wirkung von Blutverdünnungsmitteln abgeschwächt werden kann und bei gleichzeitiger Einnahme von Antidiabetika, stärkere Blutzuckerschwankungen auftreten können. Bei jedem Mittel das eine nachgewiesene Wirksamkeit hat, können auch Nebenwirkungen auftreten. Bei dem Ginseng gehören Übelkeit, Schlafstörungen, allergische Reaktionen und ein gesenkter Blutzucker zu den möglichen unerwünschten Wirkungen.

Rosenwurz

Dieses pflanzliche Heilmittel aus der Familie der Dickblattgewächse findet man versteckt in Felsspalten in Hochebenen und an Meeresklippen in Europa, Sibirien, Nordamerika und im Himalaya. Sie wächst unter widrigsten Bedingungen und gibt diese Eigenschaften in ihrer Wirkung für den menschlichen Organismus weiter.

Denn diesem Mittel wird zugeschrieben, dass es die Stresstoleranz verbessert, die mentale Leistungsfähigkeit steigert und ein guter Energielieferant ist. Aufgrund seiner stimulierenden und adaptogenen Eigenschaften werden Extrakte aus der Wurzel zur Linderung körperlicher und geistiger Symptome bei Stress und Überarbeitung eingesetzt. Unter einer adaptogenen Eigenschaft versteht man die Wirkung von Pflanzenstoffen, die zur Aufrechterhaltung einer Homöostase beitragen, indem sie dem Körper helfen, sich an stressbedingte Einflüsse durch die Umwelt besser anzupassen. Die Widerstandsfähigkeit des Organismus wird erhöht, sodass er weniger anfällig für stressassoziierte Erkrankungen ist. Diese sogenannte goldene Wurzel stärkt außerdem das Erinnerungsvermögen, die geistige Leistungsfähigkeit und sorgt für Entspannung. Positive Auswirkungen auf den Dopamin- und Serotoninspiegel sorgen für eine Reduktion von möglichen Angstzuständen, Depressionen und Unruhezuständen.

Aufgrund seiner vielfältigen positiven Wirkung wird diese Pflanze seit Jahren in russischen, baltischen und skandinavischen Ländern zur Behandlung einer geistigen Erschöpfung eingesetzt. Eine Zubereitung in Form von Tee ist weit verbreitet. Eine positive Wirkung bei Potenzstörungen wird der Pflanze ebenfalls nachgesagt.

Es sollte nicht bei schweren Leber- oder Nierenerkrankungen, in Schwangerschaft und Stillzeit oder bei Kindern unter 18 Jahren eingenommen werden. Im Internet finden Sie zahlreiche Anbieter von Rosenwurzprodukten, teilweise in Kombination mit B-Vitaminen.

Johanniskraut

Wer seine Erschöpfung und Müdigkeit in Zusammenhang mit einer leicht depressiven Verstimmung bringen kann oder aufgrund einer inneren Unruhe und Getriebenheit über Erschöpfung klagt, für den ist Johanniskraut genau das Richtige, um auf schonende Weise etwas dagegen zu unternehmen. In Studien konnte nachgewiesen werden, dass diese Heilpflanze ebenso wirksam gegen eine leichte Depression wirkt wie ein chemisches Antidepressivum. Neben einer Verbesserung der Stimmung und der Konzentrationsfähigkeit sorgt es für mehr Entspannung. Im Alltag führt das häufig zu mehr Gelassenheit und macht weniger reizbar. Auch bei Angststörungen wurden positive Effekte beschrieben, ebenso bei Schlafstörungen.

Aufgrund seiner Wirksamkeit ist Johanniskraut apothekenpflichtig und kann mittlerweile sogar vom Arzt verschrieben werden, sodass Sie die Kosten nicht selbst tragen müssen. Bei der Einnahme ist jedoch in jedem Fall zu bedenken, dass es ein hohes Interaktionspotenzial hat, was bedeutet, dass es die Wirkung anderer Medikamente abschwächen oder verstärken kann.

Eine gleichzeitige Einnahme der Antibabypille beispielsweise ist ungünstig, da die Wirkung der Pille durch die Einnahme von Johanniskraut abgeschwächt sein kann. Außerdem macht das Heilkraut die Haut lichtempfindlicher, sodass von intensiven Sonnenbädern unbedingt Abstand genommen werden sollte. Schwangere und Stillende sollten ebenfalls auf eine Einnahme verzichten.

Äußerlich findet das Öl der Pflanze Anwendung bei der Wundheilung und verbessert trockene und schuppige Haut.

6

Dem Kreislauf Beine machen

Mangelnde Bewegung, sitzende Tätigkeiten, schlecht belüftete Räume und eintönige Aufgaben machen jeden Menschen müde. Vor allem nach dem Mittagessen, wenn die Verdauungsorgane dem Kopf das ganze Blut entziehen, kann es leicht passieren, dass uns sogar auf der Arbeit die Augen zufallen. Der Blutdruck sinkt, manchmal auch der Herzschlag, und der Körper fühlt sich ermattet an. Wer häufig müde ist, friert auch schneller und verkriecht sich gerne in der warmen Wohnung.

Wir bewegen uns in der heutigen Zeit im Allgemeinen zu wenig. Fast jeder besitzt ein Auto, versucht, jeden Weg möglichst schnell hinter sich zu bringen und läuft viel weniger zu Fuß, als es noch vor wenigen Jahren üblich war. Ein durchgetakteter Tag, sitzende Tätigkeiten und ein erschöpfender Nachmittag führen am Abend dazu, dass viele Menschen den Fernseher oder Laptop einem Spaziergang im Freien oder dem Fitnessstudio vorziehen. Die zunehmende Technisierung und Modernisierung macht bequem und träge, wovon auch ich mich nicht völlig freisprechen kann. Dieser Bewegungsmangel wirkt sich nicht nur auf unsere körperliche Verfassung aus, macht krank und dick, sondern auch auf unsere Psyche. Stubenhocker kommen beispielsweise nicht in den Genuss von den Glückshormonen, die bei intensiver sportlicher Betätigung ausgeschüttet werden. Vor allem wenn wir uns gestresst und unter Druck fühlen, führt diese negative Energie in uns zu inneren Spannungen. Wir fühlen uns „wie geladen". Durch eine Umkehr dieser destruktiven Energie in freiwerdende Energie mithilfe unserer Muskelkraft können wir diese Spannungen wieder loswerden, Druck abbauen und den Energiefluss im Körper wieder anregen. Durch aufgestaute

C. Kattan, *Chronische Erschöpfung - nur müde oder wirklich krank?*, https://doi.org/10.1007/978-3-662-63874-3_6

Energie entstehen nämlich Blockaden in diesem Energiefluss, die das Zusammenspiel aller Zellen, Muskeln, Nerven und Knochen stören können. In Stressphasen sind Verspannungen, Schmerzen, Lymphstau und andere körperliche Beschwerden nicht selten die Folge.

Viele Menschen leiden mit zunehmendem Alter unter diversen Muskel- und Nervenblockaden, was zu Rückenschmerzen führt. Um diesen Beschwerden vorzubeugen, ist eine regelmäßige, am besten ganzheitliche sportliche Betätigung das A und O. Das verbessert nicht nur unsere allgemeine Lebensqualität, da es die Gesundheit fördert, sondern aktiviert den Kreislauf und ist dadurch ein effektiver Müdigkeitskiller. Sport verbessert außerdem unser Denkvermögen, die Konzentrationsfähigkeit und das Immunsystem. Machen Sie Sport zu einer regelmäßigen Gewohnheit und profitieren Sie langfristig von diesem Investment in Ihren Körper.

Wenn Sie Ihre Muskeln und Nerven zusätzlich entspannen wollen, so bietet sich eine regelmäßige Anwendung an allen großen Muskelgruppen mit sogenannten Faszienrollen an. Sämtliche Organe und Muskeln unseres Körpers sind von einer bindegewebsartigen Schicht, den Faszien, umgeben. Diese Faszien geben den Muskeln ihre Form und versorgen sie mit Nährstoffen und Wasser. Es gibt unterschiedliche Modelle dieser Massagerollen, die durch langsames Massieren nicht nur die Muskulatur nach dem Sport lockern, sondern auch Verspannungen und Verletzungen vorbeugen. Durch die intensive Massagefunktion werden die Energiebahnen in unserem Körper aktiviert. Das belebt und bringt den Stoffwechsel in Gang. Diese Selbstmassage hilft außerdem gegen Nackenschmerzen, Rückenschmerzen und Schlafstörungen und fördert Ihre seelische Ausgeglichenheit, weil Sie sich explizit Zeit für sich und Ihren Körper nehmen.

Ausdauersport

Unsere Gefäße bestehen aus einer Vielzahl kleiner Muskeln, die sich kontinuierlich den Bedürfnissen des Körpers anpassen und die Blutgefäße weit oder eng stellen, je nach Temperatur, Aktivität und Anforderungen an den Blutkreislauf. Dieser Vorgang passiert kontinuierlich in Absprache mit dem Blutdruck und der Pumpleistung des Herzens. Um diesen Vorgang einerseits zu trainieren und andererseits nicht überzustrapazieren, werden Ausdauersportarten wie beispielsweise Laufen, Radfahren, Schwimmen und Tanzen empfohlen. Beim Ausdauersport geht es demnach mehr um die Dauer als die Intensität der muskulären Anstrengung. Eine möglichst gleichbleibende Leistung über einen längeren Zeitraum bei gleichbleibender

Pulsrate wird als optimal angesehen, ohne dass es zu einer vorzeitigen körperlichen Erschöpfung kommt. Die Intensität des Trainings kann natürlich mit der Zeit gesteigert werden. Zwei bis dreimal pro Woche für 40 min sind mindestens zu empfehlen, um Herz-Kreislauf-Erkrankungen und Diabetes vorzubeugen. Sie sollten natürlich nach Möglichkeit mehr machen, da vor allem der Ausdauersport viele positive Effekte auf Ihr Wohlbefinden und das Immunsystem hat.

Das adrenerge System wird durch einen gesunkenen Ruhepuls entlastet, der Blutdruck wird niedriger, und die Ausschüttung des Stresshormons Cortisol sinkt. Die Widerstandskräfte des Körpers werden gestärkt, die Anzahl an weißen Blutkörperchen, Abwehrzellen und Antikörpern steigt, was eine schnellere Beseitigung unerwünschter Keime und Bakterien ermöglicht. Wie eben schon erwähnt, wird auch das Lymphsystem in Schwung gehalten, was den Abtransport von Gift- und Schlackenstoffen ermöglicht, die Wundheilung verbessert und einem Lymphstau entgegen wirkt. Das beugt nicht nur Erkrankungen vor, die mit Übergewicht assoziiert sind, sondern stabilisiert vor allem Ihre Stimmung. Bei intensiver körperlicher Aktivität werden Glückshormone ausgeschüttet, die das Wohlbefinden steigern.

Durch Bewegung an der frischen Luft wird der Nutzen potenziert, da es zusätzlich die Durchblutung anregt, Zellen mit frischem Sauerstoff versorgt, die Vitamin-D-Produktion ankurbelt und unsere Sinne auf vielfältige Weise anspricht. Die allgemeine Konzentrationsfähigkeit und die Gedächtnisleistung werden ebenfalls verbessert. In wechselnder Umgebung, vor allem in der Natur, entsteht keine Langeweile. Denn Langeweile ist der größte Lustkiller.

Jeder Sport, was auch immer Sie bevorzugen, sollte in erster Linie Spaß machen. Die Aktivität sollte Sie beflügeln und motivieren, noch mehr zu machen, besser zu werden und eine Verbesserung Ihres allgemeinen Befindens zu erzielen. Nur wenn Sie Ihre sportliche Betätigung genießen, werden Sie auch davon profitieren und am Ball bleiben. Der Sport sollte Sie nicht zusätzlich schwächen oder gänzlich erschöpfen, sondern Ihr Wohlbefinden verbessern und Ihnen Energie und Kraft für den nächsten Tag geben. Somit sollte der Schwerpunkt weniger auf der Leistung als auf der allgemeinen Ausdauer liegen. Es ist wichtig, dass Sie Spaß dabei haben, Ihre Seele Freudensprünge macht, das Ambiente für Sie stimmt und Sie bestenfalls gar nicht genug davon bekommen können. Manchmal kann es auch sinnvoll sein, verschiedene Sportarten zu betreiben oder hin und wieder mal abzuwechseln, um neue Anreize zu schaffen.

Sportliche Leistungsfähigkeit und das Gefühl, körperlich fit zu sein, stärken unter anderem das Selbstbewusstsein. Mit einem guten Selbstbewusstsein starten wir optimistisch in den Tag, trauen uns mehr zu und fühlen uns in der Regel auch gesellschaftlich anerkannt.

Körperliche Bewegung an der frischen Luft stärkt das Immunsystem, fördert die Vitamin-D-Produktion und befördert frischen Sauerstoff in die Zellen im Gehirn. Zudem verbessert sich Ihr Lungenvolumen. Die allgemeine Leistungsfähigkeit und Konzentrationsfähigkeit steigen.

Durch Bewegung Stress abbauen

Jeden Tag prasseln unzählige Eindrücke auf uns ein und provozieren mitunter auch Gefühle von Stress und Ärger. Dieser negativen Energie können wir nicht in jeder beliebigen Situation freien Lauf lassen, denn das wäre nicht besonders sozialverträglich.

In der Kindheit lernen wir unbewusst auf der Basis von Gedanken Gefühle zu entwickeln. Das ist ein Prozess, der sich dann insofern verfestigt, dass bestimmte Gedanken zu bestimmten Gefühlen führen. So entstehen auch unangenehme Gefühle wie beispielsweise Angst, Trauer, Scham, Minderwertigkeit und Einsamkeit. Es ist leider nicht selbstverständlich, dass allen Kindern von ihren Eltern vermittelt wird, dass auch diese Gefühle bejahend gefühlt werden dürfen und in einem Verarbeitungsprozess in etwas Angenehmeres umgewandelt werden können. Auch diese Gefühle wollen Beachtung bekommen, werden jedoch aus Gewohnheit oftmals eher verdrängt. Anstatt hinein zu spüren, wo wir beispielsweise Angst oder Scham im Körper empfinden, lenken wir uns lieber ab. Gefühle, auf Englisch „emotion", haben eine enorme Kraft. Das Wort bedeutet Energie, die sich bewegen will. Diese Gefühlsenergie müssen wir in Fluss bringen, damit wir uns von ihr befreien können, um etwas Stärkendes für uns daraus entwickeln können.

Blockierte Energien führen dazu, dass wir nicht unser gesamtes Potenzial zum Einsatz bringen können, was dann auch zu Verspannungen, gescheiterten Beziehungen und im schlimmsten Fall zu ernsthaften Erkrankungen führen kann. Wenn wir also nicht regelmäßig versuchen, den im Verlauf des Tages entstandenen Druck abzubauen, dann erhöht sich die muskuläre Verkrampfung, der Blutdruck steigt und unser gesamter Kreislauf wird stärker belastet. Herzrhythmusstörungen, Schwindel, Rückenschmerzen und Magenprobleme können sich daraus entwickeln.

Durch die aufgestauten Gefühle würden wir auf Dauer überquellen, wenn wir nicht ein *Ventil* öffnen würden, um dosiert Druck abzulassen. Das gelingt vielen Menschen besonders gut beim Sport, wo man sich durchaus auch mal verausgaben kann, um auch wirklich alle negativen Energien loszuwerden. Vor allem Kampfsportarten eignen sich dafür besonders gut. Ob nun die traditionellen Kampfsportarten wie Judo, Karate oder Wing Chung bevorzugt werden oder aber Boxen, Ringen und Fechten, ist nicht so entscheidend. Die Konzentration wird gefördert, und durch die „kunstvoll" ausgeführten Bewegungsabläufe und die gezielte Muskelaktivierung werden Körper und Seele wieder ins Gleichgewicht gebracht. Diese Kontrolle über den Körper, die Disziplin und der entstehende Ehrgeiz durch Ihr wachsendes Können verbessern Ihre allgemeine Gefühlswahrnehmung und Ihr Selbstbewusstsein.

Die meisten Sportarten bieten einen idealen Ausgleich für einen stressigen Alltag. Die aufgestaute Energie kann sich ganz gezielt entladen. Ein regelmäßiges Training unterstützt zudem den Abbau von Aggressionen und Frust, sodass es nicht zu einem Aufstauen von negativen Gefühlen kommt, die über kurz oder lang zu Muskelblockaden, Haltungsschäden, Rücken- und Kopfschmerzen führen können. Wer es etwas tänzerischer und harmonischer mag, der sollte es mal mit Capoeira versuchen, einem brasilianischen Kampftanz, oder mit Tai Chi.

Wem das alles zu kompliziert erscheint, der ziehe sich doch einfach ein paar Laufschuhe und entsprechende Kleidung an und befreie sich von inneren Spannungen bei einem Jogginglauf mit kleinen Sprinteinlagen. Die frische Luft wird Wunder wirken. Auch eine App für das Handy, die jeden einzelnen Schritt zählt, kann die Motivation erhöhen, zumal man am Ende des Tages eine konkrete Zahl vor Augen hat, sodass man seine Leistung kontinuierlich steigern kann. Es werden 10.000 Schritte am Tag empfohlen, was sich sehr viel anhört, aber durchaus zu schaffen ist. Probieren Sie es mal aus.

Saunieren

Die Sauna, das sogenannte Schwitzbad, gibt es schon seit mehreren Jahrtausenden. Erste primitive Saunen wurden bereits in der Steinzeit beschrieben, die zur Herstellung von Wasserdampf genutzt wurden und vermutlich der körperlichen Reinigung dienten. Unsere heutige Saunakultur geht auf eine langjährige Tradition der Finnen zurück, die durch den finnischen Steinhausbau die Wirkung von Hitze in einem abgeschlossenen Raum entdeckten.

Das vermehrte Schwitzen während des Saunaganges soll vor allem der Abhärtung gegen Erkältungskrankheiten dienen und wird auch bei Störungen des vegetativen Nervensystems als therapeutische Maßnahme genutzt. Bei chronischen Rückenproblemen und Gelenkverschleiß konnte durch regelmäßiges Saunieren ebenfalls eine Schmerzreduktion beschrieben werden. In der Sauna bewirkt die bis zu 100°C heiße Luft eine Durchblutungsförderung des ganzen Körpers, wodurch der Abtransport von Stoffwechselendprodukten gefördert wird. Durch die Erhöhung der Körperkerntemperatur auf bis zu 39°C wird eine Art künstliches Fieber erzeugt, das wiederum eine erhöhte Aktivität einzelner Immunzellen bewirkt, die für die Infektabwehr zuständig sind. Das ist ein ähnlicher Vorgang wie bei echtem Fieber. Durch die anschließende Abkühlung entspannt sich die Muskulatur, und der Blutdruck wird durch die sich zusammenziehenden Gefäße kurzfristig gesteigert. Das regt den Kreislauf an, entschlackt den Körper und stärkt das Immunsystem. Neben den wohltuenden Auswirkungen durch die körperliche Entspannung wird unser Körper durch die Kreislaufaktivierung belebt, wir fühlen uns gut. Saunabaden verlangsamt außerdem die Hautalterung und pflegt die Haut auf natürliche Weise, da durch die wechselnde Hauttemperatur die Gefäße in ihrer Elastizität trainiert werden. Die Vorteile einer nebenbei stattfindenden, gründlichen und zugleich schonenden Hautreinigung brauchen eigentlich nicht extra erwähnt zu werden.

Aufgrund der verstärkten Beanspruchung des Kreislaufs sollten Menschen mit unbehandeltem Bluthochdruck, Herzrhythmusstörungen, Schilddrüsenüberfunktion, Infektionen, Krampfadern oder anderen Gefäßleiden nicht in die Sauna gehen.

Die einzelnen Saunagänge sollten kurz und möglichst intensiv sein, wobei acht bis zwölf Minuten empfohlen werden.

Überfordern Sie Ihren Kreislauf nicht. Vor allem als Sauna-Anfänger sollten Sie sich langsam heran tasten und lernen Ihren Körper einzuschätzen. Eine ausreichend lange Abkühlung des gesamten Körpers durch Kaltwassergüsse, Tauchbecken und Fußbäder ist danach ein Muss, um die wohltuende Wirkung des Saunagangs voll auszukosten. Die kreislauffördernde und das Immunsystem stärkende Wirkung von Wechselduschen erfahren Sie natürlich umso mehr, je regelmäßiger sie zur Anwendung kommen. Machen Sie es sich zur Gewohnheit, zu Hause öfters mal den Duschhahn von warm auf kalt zu drehen, auch wenn es Sie etwas Überwindung kostet. Eine halbe Minute unter kaltem Wasser ist da schon ausreichend. Das Blut im Körper zirkuliert dadurch schneller, was eine bessere Sauerstoffversorgung aller

Zellen bedeutet und den Abtransport von Giftstoffen und alten Zellen aus schlecht durchbluteten Bereichen fördert.

Zwischen den Saunagängen sollten mindestens 15 min Ruhepause liegen. Am besten Sie nehmen sich deutlich mehr Zeit, denn wenn Sie unter Zeitdruck stehen und im Kopf schon die nächsten anstehenden Aufgaben durchgehen, haben Sie von der Entspannung nur halb so viel. Achten Sie auch darauf, besonders viel zu trinken, sonst fällt Ihr Blutdruck durch die ausgeschwitzte Flüssigkeit ab und Sie fühlen sich wieder besonders müde.

Die richtige Atmung

Ohne Atmung kein Leben. Es passiert in der Regel automatisch und ohne dass wir uns darüber Gedanken machen würden. Und genau das kann das Problem sein, denn unbewusst kann in Stresssituationen eine zu kurze und hektische Atmung eine unterschwellige Nervosität verstärken und beispielsweise zu Schwindel, Herzrasen oder Kopfschmerzen führen. Eine ruhige, gleichmäßige Bauchatmung ist nicht nur leicht zu erlernen und bewusst überall zu praktizieren, sondern auch ein wirksames Mittel gegen ein gestresstes Gemüt und anhaltende Nervosität.

Durch eine tiefe und gleichmäßige Atmung wird der Körper gut mit Sauerstoff versorgt, was zusätzlich wach macht. Da sich das positiv auf Ihren Parasympathikus auswirkt und Ihr Herz-Kreislauf-System vor einer vorzeitigen Alterung schützt, sollten Sie des Öfteren bewusst tief durchatmen. Das parasympathische Nervensystem ist dafür zuständig, dass Sie den Alltagsstress abbauen, indem seine Hauptzuständigkeitsbereiche, die Verdauung, der Herzschlag und die Atmung, zur Ruhe kommen. Zusammen mit dem Sympathikus bildet der Parasympathikus einen großen Teil des vegetativen Nervensystems, das nahezu alle lebenswichtigen Vorgänge im Organismus steuert. Wenn nicht ab und zu der Parasympathikus stärker zu Wort kommt, so stünde unser Körper unter Dauerstress, was schnell zu völliger körperlicher Erschöpfung und psychischen Erkrankungen führen würde. Der Mensch ist, ebenso wenig wie andere Lebewesen, dafür gemacht, ständig auf der Flucht zu sein. Jedoch genau so fühlt sich ein Mensch, dessen Parasympathikus zu selten mitreden darf. Üben Sie deshalb am besten mehrmals täglich für zwei Minuten, tief und langsam in den Bauch einzuatmen und bewusst wieder die ganze Luft auszuatmen. Je mehr Sie sich in völliger Ruhe darauf konzentrieren, desto eher wird es sich wie eine Meditation anfühlen und Ihnen tiefe Entspannung verschaffen.

7

Alternativmedizinische Ansätze

Die Alternativmedizin wird auch als Komplementärmedizin bezeichnet, da sie vor allem in Ergänzung zur Schulmedizin Anwendung finden sollte. Oftmals entsteht dadurch eine weitere Perspektive oder eine andersartige Bereicherung für den Patienten. Es gibt eine Vielzahl alternativmedizinischer Ansätze gegen Müdigkeit. Unter anderem sei hier die Eigenbluttherapie, Ozon-Therapie, Akkupunktur und Hypnose genannt. Schüßler-Salze und andere homöopathische Zubereitungen werden von einigen Menschen bei vielen Alltagsleiden gerne angewendet.

In der Lehre der traditionellen chinesischen Medizin (TCM) werden mehrere Ursachen für Müdigkeit unterschieden. Die erste Begründung wird mit einem Übermaß an Stress und einer Neigung zu Depressionen erklärt. Der zweite Grund kann ein Mangel an „Qi" sein, der die allgemeine Lebensenergie umschreibt. Er zeigt sich beispielsweise in einer reduzierten körperlichen Belastbarkeit, Hitze-und Kälteempfindlichkeit und schneller psychischer Ermüdung in Gesprächen. Der dritte Punkt betrifft ein möglicherweise vorliegendes Ungleichgewicht von Yin und Yang, das in diversen körperlichen Symptomen zum Ausdruck kommt. Als letzte Ursache wird ein Überschuss an Flüssigkeit im Körper genannt, der zu permanenter Müdigkeit führt. Alle diese Ursachen sprechen nach der TCM-Lehre gut auf Akupunktur, Kräutertherapie oder aber auch Moxibustion an. Moxibustion, auch Moxa-Therapie oder kurz Moxen, bezeichnet den Vorgang der Erwärmung von speziellen Punkten des Körpers.

© Der/die Autor(en), exklusiv lizenziert durch Springer-Verlag GmbH, DE, ein Teil von Springer Nature 2021
C. Kattan, *Chronische Erschöpfung - nur müde oder wirklich krank?,*
https://doi.org/10.1007/978-3-662-63874-3_7

Homöopathie

Viele Menschen wünschen sich eine Alternative zur Schulmedizin und bevorzugen sanfte Mittel. Doch sollten sie dabei auf Homöopathie vertrauen? Wissenschaftliche Belege für eine Wirksamkeit, die über einen Placeboeffekt hinausgehen, gibt es nicht. Dennoch gibt es immer wieder erstaunliche Erfolgsberichte, weshalb sich eine ergänzende Behandlung in manchen Situationen anbietet. Vor allem über eine Besserung psychischer Symptome wird oftmals berichtet. Schwere Erkrankungen lassen sich damit hingegen definitiv nicht heilen. Vertrauen Sie in diesen Fällen bitte auf die Schulmedizin. Da die Behandlung quasi keine Nebenwirkungen hat, können auch Babys, Kleinkinder und alte Menschen davon profitieren. Auch für die Selbstmedikation ist sie eine beliebte Alternative.

Die Homöopathie geht auf den deutschen Apotheker und Arzt Samuel Hahnemann zurück, der Ende des 18. Jahrhunderts die medizinische Grundtheorie aufstellte, dass „Ähnliches Ähnliches heilt". Das bedeutet, dass er bei bestimmten Beschwerden, wie beispielsweise tränenden Augen, Husten oder Schlafstörungen, genau die Mittel anwendete, die genau diese Beschwerden beim Menschen verursachen. Dieses sogenannte Ähnlichkeitsprinzip soll die Selbstheilungskräfte des Körpers stimulieren. Die Mittel werden in potenzierter Form, das bedeutet in unterschiedlichen Verdünnungsstufen, meist in Form von Globuli, verordnet. Je höher die Verdünnung, desto stärker die Arznei und desto tiefer und länger anhaltend sei die Heilungsreaktion – so die Lehre von Hahnemann. Die Energie der Mittel werde dadurch potenziert und entfalte eine stärkere Wirkung, die die Heilung in Gang setze. Da von dem ursprünglichen Wirkstoff quasi nichts mehr in dem Wasser nachgewiesen werden kann, streiten Wissenschaftler jegliche Effekte auf den Körper ab.

Es gibt über 2500 verschiedene Zubereitungen, hergestellt aus Pflanzen, Mineralien und Tierprodukten, die bei einem gesunden Menschen spezifische Symptome hervorrufen sollen.

Ob ein Mittel eine Wirksamkeit zeigt, wird oftmals an der gewünschten Erstverschlimmerung gemessen, die bei homöopathischen Mitteln auftreten kann. Diese sollte allerdings in der Regel nicht länger als eine Stunde anhalten. Eine starke Müdigkeit kann ebenfalls beobachtet werden und wird im Rahmen eines sogenannten Heilschlafes interpretiert. Tritt nach drei bis fünf Tagen keine Besserung ein, so scheint es sich um das falsche Mittel zu handeln. Die Empfehlung lautet, ein anderes Mittel oder eine andere Potenz in Rücksprache mit dem Homöopathen zu wählen. Die Behandlung dauert in der Regel so lange, bis die Beschwerden gänzlich abgeklungen sind. So lauten die Empfehlungen der Homöopathie-Anwendungen.

Wenn Sie Ihre Müdigkeit mithilfe der Homöopathie angehen wollen, so gibt es eine Reihe an homöopathischen Zubereitungen, die für Sie infrage kommen können. Da für eine optimale Auswahl des richtigen Mittels eine Vielzahl an Symptomen berücksichtigt wird, wenden Sie sich bitte an einen Arzt oder Heilpraktiker, der sich damit auskennt.

Schüßler-Salze

Unter Schüßler-Salzen versteht man alternativmedizinische Präparate von Mineralsalzen in homöopathischer Dosierung. Das bedeutet, die Salze sind extrem stark mit Wasser verdünnt, was man Potenzierung nennt. Dieser Therapieansatz geht auf den homöopathischen Arzt Dr. med. Wilhelm Heinrich Schüßler zurück (1821–1898). Die Theorie einer Behandlung mit Schüßler-Salzen basiert auf der Annahme, dass durch den Ausgleich von Störungen des Mineralhaushalts der Körperzellen sämtliche Krankheiten geheilt werden können.

Diese Annahmen sind wissenschaftlich nicht belegt. Somit gibt es für Schüßler-Salze ebenso wie für etliche andere alternativmedizinische Behandlungsmethoden keinen Wirksamkeitsnachweis, der über den Placeboeffekt hinausgeht.

Die Tabletten können direkt eingenommen oder zuvor mit warmem Wasser aufgelöst werden. Die Salze haben alle Nummern. Die ersten 12 Salze werden als „Funktionsmittel" bezeichnet und durch 15 weitere „Ergänzungsmittel" komplettiert. Für jedes Salz gibt es eine sogenannte Regelpotenz, ein empfohlenes Verdünnungsverhältnis.

In Bezug auf chronische Erschöpfung werden die Schüßler-Salze Nummer 5 (Kalium phosphoricum D6), Nummer 6 (Kalium sulfuricum D6) und Nummer 7 (Magnesium phosphoricum D6) bevorzugt angewendet. Sie sollen bei starkem Stress, hoher Arbeitsbelastung, depressiver Verstimmung, Erschöpfungs- und Unruhezuständen eine Symptomlinderung verschaffen. Auch die Ausschwemmung von Stoffwechselendprodukten soll durch eine Verbesserung der Ausscheidungs- und Entgiftungsvorgänge gefördert werden. Sie verbessern somit die allgemeine Lebensenergie, den gesamten Stoffwechsel und den Schlaf.

Ozontherapie/Eigenblutbehandlung

Das Gas Ozon wird in der Komplementärmedizin seit Jahren genutzt und kommt deshalb beispielsweise bei Erschöpfungszuständen, Schlafstörungen, chronischen Entzündungen und Durchblutungsstörungen zum Einsatz.

Es gibt verschiedene Möglichkeiten, eine Ozontherapie durchzuführen. Meist kommt die sogenannte „große Eigenbluttherapie" zur Anwendung. Es werden 100–200 ml venöses Blut abgenommen, über ein spezielles Gerät in der Vakuumflasche mit Ozon angereichert und in die Vene zurückgegeben. Da es durch die Behandlung zu vorübergehenden Nebenwirkungen kommen kann und die Blutgerinnung beeinflusst wird, sollte eine Anwendung kritisch geprüft werden.

Eine weitere Form der Eigenbluttherapie wird mit ganz kleinen Mengen von 0,5–5 ml Blut durchgeführt. Sie kommt beispielsweise bei chronischen Erkrankungen, Allergien, Arthritis, Infektanfälligkeit und Erschöpfungszuständen zum Einsatz. Die Theorie dahinter ist vor allem eine Aktivierung der Selbstheilungskräfte und des Immunsystems. Außerdem wird ihr eine positive Wirkung auf das vegetative Nervensystem nachgesagt. Sie gehört somit zu den sogenannten „Reiz- oder Umstellungstherapien". Es wird eine kleine Menge Blut über die Vene entnommen und dann in derselben Form oder aber auch abhängig von der Methode in einer speziell aufbereiteten Form in den Gesäßmuskel zurückgespritzt. Dieser Vorgang kann einige Male wiederholt werden.

Klinische Hypnose

Es gibt viele Möglichkeiten, Körper und Geist wieder in Einklang zu bringen. Neben Atem- und Entspannungsübungen, anderen Meditationspraktiken und körperorientierten Sportarten (wie zum Beispiel Tanzen, Yoga, Qigong, Kampfkunst) kann auch mithilfe der klinischen Hypnose ein inneres Gleichgewicht wieder hergestellt werden. Vor allem unbewusste Blockaden, die zu einer gedanklichen Fixation oder zu festgefahrenen Denkmustern führen können, werden im Rahmen einer Hypnosebegleitung von den Patienten schneller erkannt und können daraufhin aufgelöst werden.

Während der Hypnose wird ein Zustand der Tiefenentspannung induziert, in dem Veränderungs- und Heilungsprozesse sowohl auf körperlicher als auch auf seelischer Ebene gefördert werden können.

Einerseits kann dieser milde Trancezustand zu einer muskulären Entspannung führen, die den Energiefluss im Körper anregt und sich positiv auf die Durchblutung aller Organe auswirkt. Andererseits kann durch die Erfahrung in der Hypnose eine bessere innere Einsicht erlangt werden, die es Betroffenen ermöglicht, einen generell entspannten und lösungsorientierten Umgang mit einer schwierigen Lebenssituation zu finden. In der hypnotischen Trance wird die Aufmerksamkeit auf einen bestimmten Bereich der Wahrnehmung gelenkt und nach „innen" gerichtet.

Der Einsatz der Hypnose in der Medizin und in der Psychotherapie ist gesetzlich geregelt. Sie ist eine von den deutschen Krankenkassen anerkannte Leistung und wird als Ergänzung zu vielen herkömmlichen Methoden eingesetzt. Dennoch wird der Patient in den meisten Fällen selbst zur Kasse gebeten, da Hypnotherapie nur in Ausnahmefällen auf Antrag übernommen wird. Ein geringer Behandlungsumfang ist bei vielen Beschwerden jedoch schon ausreichend. Vorab ermittelt der Therapeut mit dem Klienten seine Ziele, die in der weiteren Beratung verfolgt werden. Für eine gelungene Therapie ist der Aufbau einer vertrauensvollen Beziehung ebenso wichtig wie eine zuversichtliche, positive Einstellung des Klienten zu dem Behandlungsansatz.

Eine klinische Hypnose kann bei allen Formen ungeklärter Erschöpfung eine gute Begleitung sein. Die Studienlage ist zwar noch nicht so umfassend und aussagekräftig, dass wir von einem eindeutigen Nutzen sprechen können, aber Erfahrungen haben gezeigt, dass diese Behandlungsmethode viele positive Effekte auf den Körper und die Psyche ausübt. Eine Reduktion von körperlichem und emotionalem Stress, die Bearbeitung von Ängsten und mentalen Blockaden, eine Regulierung des Hormonhaushaltes und eine Verbesserung des Immunsystems sind einige Faktoren, die im Rahmen der Behandlung genannt werden können.

8

Seltene Ursachen bedenken

Chronische Müdigkeit durch Schadstoffe in Wohn- und Arbeitsräumen

90 % unserer gesamten Lebenszeit verbringen wir in geschlossenen Räumen. Die Ausdünstung von Schadstoffen in Innenräumen wird oftmals gar nicht bemerkt oder erst als solche erkannt, wenn langanhaltende Symptome auftreten. Baumaterialien wie beispielsweise PVC-Beläge, Teppichböden, Farben, Lacke und Holzschutzmittel können diese sogenannten Wohnraumgifte enthalten. Vor allem in Möbeln verarbeitete Holzschutzmittel enthalten häufig Biozide, die gegen den Befall von Pilzen und Insekten schützen sollen. In geschlossenen, wenig gelüfteten Räumen können diese Chemikalien in höherer Konzentration eingeatmet werden und akute Symptome wie brennende Augen, Schleimhautreizung, Kopfschmerzen und Halskratzen verursachen. Langzeitauswirkungen wie chronische Müdigkeit, anhaltender Husten, neue Allergien, Migräne und Konzentrationsstörungen werden auch als „Sick-Building-Syndrom" bezeichnet und in Zusammenhang mit einer chronischen Exposition mit diesen Raumgiften gebracht.

Als besonders bedenklich gelten Asbest, Formaldehyd, Pentachlorphenol (PCP), Polycholorierte Biphenyle (PCB), DDT, Styrol und Lösemittel.

Asbest wurde aufgrund seiner hervorragenden Wärmedämmung bis zum Verbot im Jahr 1993 in Dächern, Außenwänden und Bodenbelägen großzügig verbaut. Das faserförmige Material kann durch Abrieb oder

Verwitterung aus den Baumaterialien freigesetzt werden und sich in der Lunge festsetzen, wo es in relevanten Mengen häufig zu Lungenkrebs führt.

Formaldehyd ist weit verbreitet und kommt zum Beispiel in Desinfektionsmitteln, als Konservierungsmittel, als Bindemittel für Kunstharze und in der Herstellung von Textilien zum Einsatz. Es ist in vielen weiteren Gebrauchsgegenständen versteckt, sodass sich selbst in manchen Büchern und Zeitschriften dieser krebserregende Stoff finden lässt.

Pentachlorphenol (PCP), Di (DDT) und Hexachlorcyclohexan (Lindan) sind ursprünglich Schädlingsbekämpfungsmittel und fanden vor allem früher als Holzschutzmittel weite Verbreitung, wurden jedoch wegen ihrer toxischen Wirkung in den 1980-er Jahren in Deutschland verboten. PCP verdampft nach und nach aus behandeltem Holz und lagert sich dann an anderen Oberflächen, Textilien und Gebrauchsgegenständen an. Gebäude mit PCP-behandelten Hölzern müssen oftmals aufwendig saniert werden. Aus dem Ausland importierte Baumaterialien wie Spanplatten oder Teppichböden können weiterhin PCP enthalten und unbemerkt zu Krebsentstehung und einer Störung des Immunsystems beitragen.

Styrol ist ein aromatischer Kohlenwasserstoff, der in Dämmungen aus Polystyrol, auch bekannt als Styropor, verbaut wird. Überdies dient es der Herstellung weiterer Kunststoffe und als Thermoisoliermaterial. Wird Styrol über die Atmungsorgane aufgenommen, so lagert es sich in einzelnen Organen ab und beeinflusst die Fruchtbarkeit. Diese Gebäudeschadstoffe sind ebenso wie die leicht flüchtigen organischen Stoffe in Klebstoffen, Dichtemassen, Imprägnierungen und Bodenbelägen für im verarbeitenden Gewerbe tätige Personen besonders schädlich, bergen aber auch für jeden „Otto Normalverbraucher", der großzügig im Baumarkt einkauft und heimwerkelt, eine Gefahr.

Polychlorierte Biphenyle sind sogenannte Weichmacher, die als besonders gesundheitsschädigend gelten. Sie sind zwar aufgrund ihrer hoch giftigen und krebsauslösenden Wirkung seit 2001 weltweit verboten, haben sich aber wegen der zuvor vielfältigen Verwendung in zum Beispiel Transformatoren, Flammschutzmitteln, Weichmachern in Lacken, Isoliermitteln und Kunststoffen, in der Atmosphäre, den Gewässern und dem Boden angereichert. Ganz schützen können Sie sich vor solchen Umweltgiften demnach nicht. Sie müssen kein Bauexperte werden und auch nicht Ihre Raumluft analysieren lassen. Auch eine Schimmelstelle in der Wohnung, die einen halben Quadratmeter Fläche nicht überschreitet, wird nicht als gesundheitsschädlich angesehen. Sie sollten jedoch über die überall lauernden Gefahren grob informiert sein und bei der Ursachenforschung Ihrer chronischen Müdigkeit auch Ihre Wohnsituation berücksichtigen.

Bei Neukauf, Neubau oder Renovierung ist zu bedenken, dass stark erhöhte Konzentrationen leichtflüchtiger Lösungsmittel in der Raumluft gemessen werden können. Bezüglich der Baumaterialien ist es so, dass die meisten Schadstoffe bereits nach mehreren Tagen oder Wochen durch intensives Lüften ausgasen, sodass keine gesundheitlichen Schäden zu erwarten sind. Bei Holzwerkstoffplatten beispielsweise kann es jedoch auch noch Jahre und Jahrzehnte nach Einbau zu einer Formaldehydausgasung kommen. Bei dem Neukauf von Möbeln oder anderen Einrichtungs- und Gebrauchsgegenständen kann das Umweltzeichen „Blauer Engel" als Anhaltspunkt für umweltfreundliche, nachhaltige Produktion dienen.

Schadstoffe in Kleidungsstücken

Da Produktionsrückstände und Schadstoffe in Kleidungsstücken in der Regel nicht sichtbar sind und außer von Babys und Kleinkindern auch nicht in den Mund genommen werden, ist diese Gefahr bei den zahlreichen Bekleidungseinkäufen, die wir über das Jahr verteilt tätigen, oftmals nicht so präsent.

Eine Vielzahl an Schadstoffen wird vor allem bei im Ausland produzierter Kleidung eingesetzt, um Farben intensiver, Aufdrucke besser haltbar und Materialien knitterarm oder bügelfrei zu machen. Weichmacher, Bleichmittel und Formaldehyd sind nur die Gängigsten. Daneben gibt es eine Vielzahl weiterer Giftstoffe, die in Kleidungsstücken nachgewiesen werden konnten. Auf den oftmals langen Transportwegen werden die Kleidungsstücke in Holzkisten gelagert und verfrachtet, die durch die Behandlung mit Holzschutzmitteln, Insektiziden oder Pestiziden vor einem Schimmel- oder Insektenbefall schützen sollen. Manchmal sind sogar die Textilien selbst mit Mottenschutzmitteln imprägniert, worauf ein auffallender Geruch hindeuten kann.

In der Regel sind keine direkten Auswirkungen wie Hautreizungen oder ähnliches sichtbar, dennoch ist davon auszugehen, dass bei Hautkontakt mit Schadstoffen negative Effekte auf den Organismus zu vermuten sind. Vor allem, wenn Sie ein Baby haben, sollten Sie die besonders empfindliche Babyhaut durch ökologisch einwandfreie Kleidung schützen. Es gibt mehrere Textilsiegel und Zertifikate, die Hinweise sowohl auf die ökologische Herstellung als auch die Schadstofffreiheit geben. Beispielsweise *Global Organic Textil Standard* (GOTS) *oder Standard 100 by Oeko-Tex* sagen etwas über den gesamten Herstellungsverlauf, sozial- und umweltverträgliche Produktionsbedingungen und die gesundheitliche Unbedenklichkeit aus.

Am besten können Sie Schadstoffe in Kleidung vermeiden, wenn Sie bevorzugt Naturfasern wie Baumwolle, Wolle, Leinen, Seide oder Hanf wählen. Aber auch hier können Sie nur durch den Kauf von Bio-Produkten wie etwa Bio-Baumwolle relativ sicher sein, dass Sie etwas ohne Schadstoffe bekommen. Eine Untersuchung von Öko-Test ergab, dass weltweit weiterhin 25 % aller eingesetzten Insektizide und 11 % aller Pestizide beim Baumwollanbau zum Einsatz kommen.

Der Verzicht beispielsweise auf besonders knallige Farben und bügel- oder knitterfreie Hemden reduziert die Wahrscheinlichkeit, dass Formaldehyd oder andere Giftstoffe enthalten sind. Vertrauen Sie auch auf Ihren Geruchssinn: Von penetrant riechenden oder lange ausdünstenden Kleidungsstücken sollten Sie lieber die Finger lassen. Nicht zuletzt hilft das mehrmalige Waschen vor dem ersten Tragen dabei, einen Großteil der Chemikalien zu entfernen.

Die Debatte um Aluminium

Wenn Sie Ihre chronische Müdigkeit und möglicherweise auch Antriebsminderung oder Konzentrationsstörung nicht anderweitig begründen können, so sollten Sie auch dieses Thema zumindest einmal gehört haben.

Die Debatte darüber, wie schädlich Aluminium für den Verbraucher nun wirklich ist, wurde in den letzten Jahren immer lauter.

An Dialysepatienten, das heißt bei Menschen mit einer Nierenerkrankung im Endstadium, die sich regelmäßig einer Blutwäsche unterziehen mussten, wurden ausgeprägte Nervenschädigungen beobachtet. Diese wurden auf die schädigenden Auswirkungen der aluminiumhaltigen Dialyseflüssigkeit zurückgeführt. Diese offensichtlich neurotoxische Wirkung ließ die Vermutung laut werden, dass Aluminium auch an der Entstehung von Alzheimer beteiligt sein könnte. In Tierexperimenten konnten Gedächtnisstörungen und Veränderungen innerhalb der Nervenzelle beobachtet werden, die den Veränderungen bei Alzheimererkrankten ähnelten. Aber das sind und bleiben bis heute nur Vermutungen und Theorien. Zudem ist es so, dass sich in erkrankten Nervenzellen eine Vielzahl an Umweltgiften ablagern können, weshalb Forscher neben Aluminium auch erhöhte Mengen an Kupfer und Quecksilber gefunden haben, die definitiv schädlich sind. Auch in Bezug auf die Entstehung von Brustkrebs konnte kein direkter ursächlicher Zusammenhang belegt werden, obwohl in medizinischen

Untersuchungen in der Brust von erkrankten Frauen ein erhöhter Gehalt an Aluminium gemessen wurde.

Aluminiumanreicherungen im Körper stehen dennoch weiterhin im Verdacht, neben allgemeinen Nervenschäden auch eine Alzheimer-Demenz und Brustkrebs zu begünstigen. Deshalb hat die Europäische Behörde für Lebensmittelsicherheit (EFSA) einen sogenannten tolerierbaren wöchentlichen Einnahmewert definiert, der nach Möglichkeit nicht überschritten werden sollte. Dieser liegt bei 1 mg pro Kilogramm Körpergewicht pro Woche. Allein durch die Nahrung nehmen wir schätzungsweise zwischen 1 und 15 mg täglich auf.

Die für den Menschen potenziell schädlichen Aluminiumquellen befinden sich in Körperlotionen, Lippenstiften, Deodorants, bleichender Zahnpasta, manchen Lebensmitteln und Impfstoffen. Aber auch aus ganz normaler Aluminiumfolie und Backblechen aus Aluminium kann Aluminium in erhöhter Konzentration bei Kontakt mit salziger oder saurer Nahrung abgesondert werden und in die Nahrung übergehen. Deshalb warnt das Bundesinstitut für Risikobewertung vor Alufolie und weist auf einen sachgerechten Gebrauch hin. Je nach Zubereitungsart können somit erhöhte Mengen von Aluminium aus beispielsweise Aluminiumschalen, Trinkflaschen oder anderen Behältern und Folien in die Nahrung übergehen. Bei der Anwendung von Kosmetika und Deodorants ist die Frequenz und die Dauer der Anwendung entscheidend. Beim Auftragen auf beschädigte Hautpartien, wie es beispielsweise nach einer Trockenrasur der Fall sein kann, tritt eine deutlich höhere Menge an Aluminium in den Körper über. Erst wenn die Menge die Ausscheidungskapazität der Nieren überschreitet, wird es vor allem in den Knochen, der Lunge und dem Gehirn abgelagert. Letztendlich ist es aber individuell unterschiedlich, wie viel Aluminium direkt wieder ausgeschieden und wie viel sich im Körper ablagert. Im Laufe der nächsten Jahre werden weitere Studien sicherlich klare Empfehlungen und Aussagen bezüglich eines potenziellen Gesundheitsschadens zulassen. Bis dahin sollten Sie einen bewussten Umgang mit diesem Thema zeigen, ohne sich verrückt zu machen. Ein Leben ganz ohne Aluminium ist fast undenkbar. Aluminium ist nicht nur sehr wichtig für die Flugzeugindustrie und die Wasseraufbereitung, sondern generell eines der wichtigsten technischen Metalle. Als dritthäufigstes Element der Erdkruste gelangt es auch in Pflanzen, so auch in Tees und Kakao, weshalb beispielsweise auch Schokolade Aluminium enthalten kann. Auch in Impfstoffen ist Aluminium enthalten, das in dieser Konzentration jedoch aus heutiger Sicht nicht als gesundheitsschädlich angesehen wird.

Dennoch ist es sinnvoll, die Aluminiumzufuhr durch die Auswahl von aluminiumfreien Deodorants und die Meidung einiger anderer Aluminiumquellen zu reduzieren. Verzichten Sie beispielsweise nach Möglichkeit auf Fertigessen in Aluminiumschalen und achten Sie auf eine richtige Zubereitung bei der Verwendung von Aluminiumfolie. In Lebensmitteln ist Aluminium mit der Kennzeichnung „Farbstoff E 173" zu kennzeichnen.

Die Debatte um Amalgam

Amalgam ist seit vielen Jahrzehnten ein beliebtes Füllmaterial für große Zahndefekte, das gut verträglich ist und per se nicht gefährlich zu sein scheint. Amalgamfüllungen enthalten Quecksilber, Zinn, Kupfer und Silber und sind deshalb besonders lange haltbar. Problematisch ist nur das Quecksilber, welches bei zunehmend porösen Füllungen und bei vermehrtem Zähneknirschen ständig in kleinen Mengen in die Mundhöhle freigesetzt wird und als gesundheitsschädlich gilt.

Da es immer noch umstritten ist, inwieweit Amalgamfüllungen tatsächlich zu einer Belastung des gesamten Organismus führen können oder ob sie weitgehend unbedenklich sind, soll das Thema auch in diesem Ratgeber kurz Beachtung finden. In der Theorie kann eine erhöhte Quecksilberaufnahme richtig gefährlich werden, da es hochgiftig ist und vor allem das Nervensystem und die Nieren zerstört. In der Praxis müssen sich aber die wenigsten Menschen Sorgen machen, da die im Blut gemessenen Quecksilberkonzentrationen nicht bedenklich sind.

Alternativmediziner hingegen führen eine Reihe von Erkrankungen wie beispielsweise Alzheimer, chronische Müdigkeit, Kopfschmerzen, Bluthochdruck und Depressionen darauf zurück und empfehlen häufig eine Ausleitung oder Entfernung des Amalgams.

In diversen Studien konnte kein Zusammenhang zwischen Amalgam und diesen Krankheiten gesehen werden, weshalb Zahnfüllungen nach derzeitigem Stand der Wissenschaft kein Gesundheitsrisiko bergen. Bei der Entfernung ist jedoch äußerste Vorsicht geboten, da beim Aufbohren und Entfernen vermehrt Quecksilber frei wird, das direkt abgesaugt werden muss. Zudem ist der Mundraum mit einem speziellen Tuch auszulegen, das ein Verschlucken einzelner Partikel verhindert, und eine Augenschutzbrille und Sauerstoffmaske als zusätzlicher Schutz zu tragen.

Neben dem Verzehr von vor allem hochbetagten Raubfischen wie Thunfisch, Schwertfisch, Seeteufel und Aal, die aufgrund der Anreicherung in der Nahrungskette erhöhte Mengen an Quecksilber enthalten, ist Amalgam der

Hauptverursacher für die Quecksilberaufnahme beim Menschen. Quecksilber ist nicht abbaubar und verbleibt als Ablagerung im Boden. Deshalb soll vor allem zur Reduktion der Umweltbelastung zukünftig im zahnärztlichen Bereich die Verwendung von Amalgam minimiert werden.

Teil II

Psychologische Aspekte – was Sie selbst verbessern können

9

Was Sie selbst tun können

Der Zusammenhang von Denken und Fühlen

Wir fühlen, was wir denken. Je wohlwollender wir in jeder Hinsicht denken, desto besser fühlen wir uns, da negative, misstrauische oder missgönnende Gedanken weniger Raum bekommen und durch angenehme Gedanken unsere Laune verbessert wird.

Situationen sind oftmals nicht „per se" gut oder schlecht. Erst unsere individuelle Sichtweise und die Bewertung der Geschehnisse lässt bestimmte Gefühle entstehen, die uns dann die jeweilige Situation beurteilen lassen. Wenn Sie sich beispielsweise jeden Tag darüber ärgern, dass Sie sich weniger leistungsfähig und müde fühlen und jede Minute Mittagsschlaf verteufeln, dann bewirkt das eine Verschlechterung Ihres Gesamtbefindens. Je häufiger Ihnen Ihre Tagesmüdigkeit auffällt und je öfter Sie diese negativ bewerten, desto stärker belasten Sie sich damit selber.

Wenn negative Gedanken überhand gewinnen, dann verändert sich der Stoffwechsel im Gehirn dahin gehend, dass weniger von dem Glückshormon Serotonin ausgeschüttet wird und Sie schlechter gelaunt sind. Wenn Sie hingegen froh darüber sind, gut schlafen zu können und gleichzeitig akzeptieren, dass Sie momentan mehr Schlaf als gewohnt benötigen und ohne ein Nickerchen nicht so gut durch den Tag kommen, dann sind Sie insgesamt zufriedener mit Ihrer Situation. Es kommt somit auf Ihre persönliche Haltung an. Eine optimistische Einstellung, die sich auf all das bezieht, was Sie emotional bewegt und was in Ihrem Umfeld passiert, verändert unzählige Dinge in Ihnen und Ihren Mitmenschen. Sie haben durch

C. Kattan, *Chronische Erschöpfung - nur müde oder wirklich krank?*, https://doi.org/10.1007/978-3-662-63874-3_9

eine positive Haltung nicht nur eine ganz andere Ausstrahlung, sondern ziehen andere positiv gestimmte Menschen wie ein Magnet an. Dadurch kommen Sie in den Genuss einer neuen Lebensqualität. Wenn Sie sich ein Netzwerk optimistischer, lebensfroher Menschen aufbauen, so wird Sie das in schwierigen Zeiten gut stützen und wieder aufbauen können. Negative Denkgewohnheiten hingegen, Zukunftsängste, Selbstzweifel, übermäßige Selbstkritik oder ständiges Urteilen über Andere verursacht ein schlechtes Gefühl in Ihnen und steht einer unbeschwerten Lebensweise im Weg. Auch Ihr beruflicher Erfolg hängt maßgeblich davon ab, wie gut Sie sich im Allgemeinen fühlen und wie entspannt Sie bei Ihrer Tätigkeit sind. Befinden Sie sich in einem inneren Gleichgewicht, dann werden Sie langfristig beruflich erfolgreich und zufrieden sein können.

Wenn Sie die Welt und Ihr eigenes Leben positiv betrachten, dann haben Sie einen guten Zugang zu Ihrer inneren Kraft und all den Ressourcen, die Sie benötigen, um die Hürden zu nehmen, die sich Ihren persönlichen Zielen in den Weg stellen.

> Sind Sie ein Kopf- oder ein Bauchmensch? Denken Sie, bevor Sie fühlen, oder umgekehrt?

Limitierende Glaubenssätze

Während unserer Kindheit und Jugend werden wir geprägt, sodass unser Selbstbild bereits sehr früh entsteht und maßgeblich darüber entscheidet, wie wir uns selbst fühlen und wie sicher wir uns im Leben bewegen. Während dieser frühen Persönlichkeitsentwicklung entstehen in uns oftmals auch ungünstige Glaubenssätze, die unser späteres Handeln beeinflussen. Diese „gelernten Lebensregeln" sind Meinungen und Überzeugungen mit vermeintlichen Beweisen, die wir durch bestimmte Erlebnisse oder Erfahrungen gebildet haben. Diese werden dann im Verlauf unseres Lebens aufgrund etlicher Wiederholungen zu persönlichen Überzeugungen, die jedoch meistens schlichtweg falsch sind und emotional blockieren. Falsche oder unzweckmäßige Glaubens- und Denkmuster erschweren eine freie Entwicklung und können uns an unserer persönlichen Entfaltung hindern. Wir stehen uns quasi selbst im Weg.

Solche Annahmen sind häufig unbewusst, tief in uns verankert und verbergen sich hinter unangenehmen Gefühlen, Gedanken oder einer anhaltenden Erschöpfung. Häufig entscheiden diese verinnerlichten

Lebensregeln auch darüber, ob wir über ein starkes oder ein schwaches Selbstwertgefühl verfügen und ob wir an uns selbst glauben.

Von solchen limitierenden Glaubenssätzen sollten Sie sich befreien, da sie meist hinderlich sind. Das ist am besten möglich, wenn Sie sich Ihrer eigenen negativen Glaubenssätze bewusst werden. Damit Sie sie aufspüren können, ist es sinnvoll, sich vor Augen zu führen, was Sie beispielsweise im Alltag zu vermeiden versuchen. Gibt es konkrete Dinge oder Situationen, die Ihnen so unangenehm sind, dass Sie sie nach Möglichkeit umgehen, obwohl eine Konfrontation Sie persönlich weiterbringen würde? Fühlen Sie sich manchmal in einer emotionalen Sackgasse und wissen nicht, wie Sie wieder aus ihr herauskommen können? Oder fällt es Ihnen schwer „nein" zu sagen, weil eine Ihrer Lebensregeln besagt, stets beliebt zu sein?

Einige häufig vorkommende Glaubenssätze sind: *Ich bin nicht liebenswert. Ich habe immer Pech. Ich bin dumm. Ich schaffe das nicht. Ich bin nicht so leistungsfähig. Ich mache alles falsch. Ich muss stets beliebt sein.*

Solange man solche Überzeugungen in sich trägt, fühlt man sich auch dementsprechend schlecht. Diese Gedanken bremsen jeden Menschen zwangsläufig aus, schwächen das Immunsystem und sind mit einem unbeschwerten, erfolgreichen und zufriedenen Leben wenig vereinbar.

Für jeden Glaubenssatz gibt es eine oder mehrere Entstehungssituationen. Wenn Sie versuchen, sich eine solche Situation, die oftmals in der Kindheit liegt, bewusst zu machen, so kann das dabei helfen, die aufgestellte Behauptung zu hinterfragen und für sich zu korrigieren. Dafür ist jedoch ein kurzes „Hinschauen" und „In-sich-hinein-Horchen" erforderlich, was frühkindliche Erinnerungen wachrufen kann. Das kann anfänglich etwas unangenehm sein, aber haben Sie einmal diese prägende Ursprungssituation vor Augen, so können Sie viel besser mit rationalen Argumenten zu einer neuen, für Sie förderlichen Überzeugung finden.

Fühlen Sie sich beispielsweise regelmäßig minderwertig oder sprachlos in Gegenwart Ihres Arbeitgebers und stecken gefühlt in der Haut eines Siebenjährigen, der sich gegen verbale Angriffe nicht adäquat zur Wehr setzen kann? Dann kann das ein Zeichen dafür sein, dass Sie in der Kindheit genau diese Gefühle erlebt haben in Situationen, in denen z. B. Ihr Vater oder eine andere Bezugsperson Ihre kindlichen Grenzen nicht respektiert hat, Sie situativ überfordert waren oder sich sehr hilflos gefühlt haben. In diesen Situationen haben Sie womöglich die nötige Unterstützung nicht erfahren, die im Rahmen der kindlichen Persönlichkeitsentwicklung oder einer erfolgreichen Konfliktverarbeitung erforderlich ist.

Falls Sie auch solche Situationen kennen, ist es für Ihr persönliches Vorankommen enorm wichtig, limitierende Glaubenssätze aufzulösen und gegen lösungsorientierte Lebensregeln zu ersetzen.

Fällt Ihnen spontan ein Glaubenssatz ein, der Ihnen in Ihrem Alltag manchmal begegnet?

Öfters mal „Nein" sagen

Erschöpfung und emotionaler Stress können auch dadurch entstehen, dass Sie zu vielen Menschen gerecht werden wollen und sich selbst zu wenig abgrenzen. Alle brauchen Ihre Hilfe: die Kinder, die eigenen Eltern, der Elternrat, Ehepartner, Freunde, Nachbarn, der Tierschutzverein, die Arbeitskollegen etc.

Sie trauen sich nicht, auch mal eine Bitte abzulehnen, da Sie befürchten, sich unbeliebt zu machen, in Ihrem Ansehen zu fallen oder als unfreundlich und selbstbezogen abgestempelt zu werden? So geht es einigen Menschen, die dabei nicht bemerken, wie ihre Kraftreserven kontinuierlich schwinden, da die eigenen Bedürfnisse auf der Strecke bleiben. Das Gefühl, seinen Mitmenschen helfen zu können, ist natürlich sehr wohltuend und kann auch etwas äußerst Befriedigendes haben. Wenn Sie jedoch ehrlich zu sich selbst sind, so werden Sie sich eingestehen müssen, dass es Ihnen selten im gleichen Maße gedankt wird und auch nur ein Bruchteil der Menschen, für die Sie sich aufopfern, selbiges für Sie tun würden.

Wenn Sie nicht ansatzweise so viele Ausreden parat haben wie ein Großteil der Menschen, mit denen Sie sich abgeben, dann werden Sie schwerlich auf Ihre Kosten kommen. Wenn Ihnen das nächste Mal wieder die Arbeit bis zum Hals steht und Sie um einen Gefallen gebeten werden, so lehnen Sie diesen einfach freundlich ab. Dafür brauchen Sie in Anbetracht Ihres wahrscheinlich voll gepackten Alltags nicht einmal eine Ausrede! Und selbst wenn Sie die Zeit hätten, dem Nachbarn oder der Freundin wieder einmal unter die Arme zu greifen, so gönnen Sie sich lieber ein bisschen Entspannung oder nutzen die Zeit für Ihre eigenen Projekte.

Einige Menschen bekommen dabei schnell ein schlechtes Gewissen, da sie es nicht gewohnt sind, sich selbst hin und wieder etwas Gutes zu tun. Damit Sie durch Ihre Gutmütigkeit auf lange Sicht keinen Burnout bekommen und am nächsten Tag Ihre Hilfsbereitschaft wieder ausleben können, sollten Sie gut auf sich selbst und Ihre Energiereserven achten. Vor allem abends nach der Arbeit ist richtig Abschalten und Energie Tanken besonders wichtig. Sagen Sie deshalb des Öfteren mal „Nein" zu den Anderen und „Ja" zu sich selbst. Ein ausgeprägt altruistisches Verhalten ist ein absoluter Energiefresser, der Sie auf lange Sicht erschöpft und wenig befriedigt.

> Wann haben Sie das letzte Mal eine Bitte abgelehnt und stattdessen etwas für sich selbst getan?

Neue Anreize schaffen

Langeweile ist Gift für unser Gehirn und unsere Psyche. Es kann zwar hin und wieder ganz wohltuend und entspannend sein, wenn wir nichts im Kopf behalten müssen und die To-do-Liste leer ist, aber langfristig ist dieser Zustand wenig zuträglich für unser Allgemeinbefinden.

Der Mensch definiert sich oftmals über das, was er macht, was er schafft und wie er darüber denkt. In dem Moment, in dem wir aufhören, unseren eigenen, individuellen Plan des Lebens zu verfolgen, kommt Stillstand in unser Leben. Wenn wir uns in guter psychischer Verfassung befinden, versuchen wir automatisch, diesen unnatürlichen, wenig befruchtenden Zustand zu vermeiden, indem wir in Aktion bleiben, neue Ziele und Wünsche formulieren, kreativ sind, uns einbringen in größere Zusammenhänge und weiter „wachsen". Darin lässt sich unser persönlicher Lebenssinn beschreiben, all das, wofür es sich lohnt zu leben oder auch mal zu kämpfen. Wenn wir voller Lebensenergie in den Tag starten und emotional ausgeglichen sind, dann streben wir nach sogenannten Selbstwirksamkeitserfahrungen. Das bedeutet, dass wir durch unser Tun etwas bewirken, das unsere Seele beflügelt. Sowohl im privaten als auch im beruflichen Umfeld können wir uns selbst und unsere Mitmenschen dadurch bereichern. Je mehr wir für eine Sache brennen, umso besser gelingt meist auch die Umsetzung.

Ob wir unsere Tätigkeiten im Alltag und in der Arbeitsstätte für sinnvoll erachten, entscheidet maßgeblich darüber, wie befriedigend sie für uns ist. In dem Maße, in dem wir uns angespornt fühlen, weiter zu machen, es besser zu machen oder vielleicht sogar mit unserem Tun etwas zu bewegen, wird auch der Erfolg sich zeigen. Fehlen individuelle Herausforderungen und konkrete Zukunftsvorstellungen, so kommen wir weder in den Genuss von Erfolgserlebnissen, noch entwickeln wir uns persönlich weiter. Haben wir keine konkreten Pläne, Reiseziele oder Zukunftswünsche, so arbeiten wir auch auf nichts hin, und die Vorfreude bleibt aus. Das jedoch sind eben die Faktoren, die uns innerlich antreiben können, uns motivieren, wach machen und auf Durststrecken durchhalten lassen. Verfügen wir nicht über eine bestimmte Berufsperspektive, ein konkretes Lebenskonzept oder zumindest einzelne, kleine Ziele im Leben, so langweilt sich unser Gehirn. Die Ausschüttung der Glückshormone wird gedrosselt und viele andere Vorgänge abgebremst. Die Empfindung von Müdigkeit ist eine natürliche Folge davon.

Damit Sie Ihr gesamtes Leben für sich selbst und natürlich auch Ihren Partner oder Ihre Partnerin interessant bleiben, benötigen Sie immer wieder neue Herausforderungen und Aufgaben im Leben. Es müssen keine großen Aktivitäten oder weltbewegende Pläne sein, die Ihren Kreislauf und Ihr Gehirn wieder auf Hochtouren bringen und eine angenehme Anspannung oder vielleicht auch ein Kribbeln in den Fingern verursachen. Um von dem positiven Effekt schöner Erlebnisse zu profitieren, reichen beispielsweise ein Spieleabend unter Freunden, eine neue sportliche Herausforderung, eine Umgestaltung in Ihrer Wohnung oder eine interessante Fortbildung oftmals aus. Nutzen Sie Ihren persönlichen Aktionsradius und bleiben Sie kreativ!

Was treibt Sie persönlich an? Verfolgen Sie noch Ihre ursprünglichen Pläne, oder haben Sie diese etwa aus den Augen verloren?

Stecken Sie sich realistische Ziele, denn das erhöht die Wahrscheinlichkeit, dass Sie sie auch zeitnah erreichen und sich persönlich weiterentwickeln oder weitere berufliche Qualifikationen erlangen. Für jedes kleine Ziel oder jeden Zwischenschritt auf dem Weg zu größeren Zielen sollten Sie einen groben Zeitplan verfolgen, denn das erhöht enorm die Wahrscheinlichkeit, dass Sie Ihr Vorhaben auch wirklich in die Tat umsetzen.

Wir sollten nie aufhören, nach interessanten Erfahrungen und inspirierenden Impulsen zu suchen, Leidenschaften zu entwickeln und neue Interessen zu fördern. Unsere Träume und Wünsche sind die Sprache unseres Herzens und der Motor unserer gesamten Existenz. Um auf die Sprache unseres Herzens hören zu können, müssen wir wachsam sein. Voraussetzung dafür ist, dass wir geistig wach sind und dafür sorgen, dass unsere Müdigkeit vertrieben und Trägheit überwunden wird. Das geht mit einer positiven Lebenseinstellung wesentlich besser, als wenn wir alles schwarzmalen.

Mit den richtigen Zielen vor Augen werden Sie auch den Eindruck bekommen, Ihr Leben jederzeit im Griff zu haben, es zu beeinflussen, und Prioritäten setzen zu können. Viele Menschen bewerten sich selbst, indem sie auf das schauen, was sie im Leben erreichen. Je produktiver und aktiver Sie werden, desto mehr Zufriedenheit und Ausgeglichenheit werden auch

Sie voraussichtlich verspüren. Achten Sie jedoch immer darauf, mit Ihrer Energie zu haushalten und keinen Raubbau mit Ihrem Körper zu treiben.

Welche Ziele oder Projekte spornen Sie zurzeit an?

Sprechen Sie über Ihren Frust

Jeder Mensch erlebt gute und schlechte Tage. Manchmal häufen sich jedoch die schlechten Momente, und festgefahrene Situationen können dazu führen, dass Sie von Sorgen begleitet werden. Sorgenvolle Gedanken können unausgesprochen zu einer starken seelischen Belastung werden. Wenn Sie in Ihrer Kindheit zwangsläufig lernen mussten, alles mit sich selbst auszumachen, weil beispielsweise niemand Zeit für Sie hatte, Sie niemandem Ihre Gedanken und Ängste anvertrauten oder andere Familienmitglieder damit nicht belasten wollten, so stellt das auf Dauer eine extreme Belastung und emotionale Überforderung für den gesamten Organismus dar.

Der Mensch ist Mensch, weil er fühlt. Unangenehme oder besonders starke Gefühle müssen eine Ausdrucksform finden, da sie anderenfalls nicht von unserem Gehirn „begriffen" und verarbeitet werden können. So sollten negative Gedanken und andere bedrückende Gefühle idealerweise in einem Gespräch Ausdruck finden. Aber auch beim Tanz oder Kampfsport, dem Hören von Musik oder einem Eintrag in ein Tagebuch können Gefühle gut nach außen getragen werden. Durch diesen Prozess nehme sie eine andere Form und Qualität an und können besser verarbeitet werden.

Wenn wir nicht zeigen dürfen oder können, was wir fühlen, dann verkümmert nicht nur die Wahrnehmung unserer Sinne, sondern wir stumpfen emotional ab, da uns die Ansammlung der in uns eingeschlossenen Gefühle psychisch überfordert. Das kann man sich bildlich vorstellen als einen Suppentopf voller unterschwellig brodelnder Gefühle oder einen Dampfdruckkessel, der dann in Abständen immer wieder überkocht. Das äußert sich in unkontrollierten Reaktionen, abrupten Gefühlsausbrüchen oder plötzlicher Traurigkeit. Diese überschießenden Reaktionen entstehen dadurch, dass die Bereitschaft, den Suppentopf auszulöffeln, noch nicht vorhanden ist. Der Grund für dieses Verhalten kann eine unzureichende emotionale Stabilität sein oder schlichtweg die Angst vor den eigenen Reaktionen. Die Angst, von noch stärkeren Gefühlen überflutet zu werden, kann so groß sein, dass es zu einem Vermeidungsverhalten kommt. Mit der Zeit sorgt ein körpereigenes Schutzsystem dafür, dass die eigenen

Gefühle immer schlechter oder abgeschwächter wahrgenommen werden, da es zu anstrengend und auch zu schmerzhaft wäre, immer wieder von überkochenden, unverarbeiteten Gefühlen überrascht zu werden. Unsere Gefühlswahrnehmung wird quasi gedimmt. Das kann dazu führen, sich nicht richtig wach zu fühlen oder wie in Watte gepackt die Umgebung wahrzunehmen.

Die im Körper eingesperrten Gefühle suchen jedoch Gehör und treten deshalb früher oder später durch körperliche Symptome in Erscheinung. Es *lastet zu viel auf den Schultern,* was Rückenschmerzen und Kopfschmerzen machen kann. Im Kopf herrscht ein *Gefühlschaos,* das Schwindel verursacht. Eine verfahrene Situation *geht auf die Nerven,* woraufhin Sie mit einem sensiblen Nervenkostüm reagieren können. Ein zwischenmenschlicher Konflikt kann Ihnen auch *auf den Magen schlagen* oder *an die Nieren gehen.* Wenn Ihnen die Angst *im Nacken sitzt,* dann bekommen Sie *kalte Füße* oder *weiche Knie.*

Sie sehen, wie vielfältig der Körper und seine Organe auf Stress reagieren können und wie erschöpfend diese körperlichen Reaktionen sind.

Lassen Sie es nicht soweit kommen. Reden Sie über Ihre Gefühle und Gedanken mit vertrauten Personen, tauschen Sie sich aus und suchen Sie nach Lösungen. Sobald Sie über persönliche Ängste oder Probleme sprechen, werden Sie die Erfahrung machen, dass Ihre Probleme an Bedrohlichkeit verlieren und Sie sich weniger belastet fühlen. Sie geben Ihrem Gehirn und Ihrem Herz eine viel bessere Möglichkeit das jeweilige Thema anzugehen, da Sie durch das Gespräch Abstand zu Ihren Ängsten bekommen, das Problem aus verschiedenen Perspektiven betrachten können und einen besseren Zugang zu sämtlichen Lösungswegen haben.

> Wie verarbeiten Sie unangenehme Erfahrungen oder Frustrationserlebnisse am besten?

Die Kraft der Gedanken

Wir sind das Produkt unserer Gedanken, was sich in unserer Mimik, unserer Körperhaltung und unserem Verhalten widerspiegelt. Unsere Gedanken beeinflussen unsere Stimmung, unsere Einstellung zum Leben und unsere Sichtweise. Sie entscheiden vor allem darüber, wie zufrieden Menschen im Allgemeinen sind. Denn mit unseren Gedanken und unseren Bewertungen schaffen wir uns unsere eigene kleine Realität. Gedanken voller Hass, Neid und Missgunst, Angst oder Wut können situativ ebenso auftreten, wie alle positiven Gefühle, die uns im Laufe eines Tages beglücken. Manche Gedanken fressen sich in uns fest, beherrschen uns und machen uns und anderen das Leben schwer. Das ist menschlich. Diese Gedanken können uns und unsere Gefühle jedoch nur so lange beeinflussen, so lange wir uns dessen nicht bewusst sind.

Hören Sie deshalb auf Ihre innere Stimme und beobachten Sie sich selbst. Fragen Sie sich, ob negative Gedanken für Sie förderlich sind oder eher überflüssig und mitunter schädlich sein könnten, da sie Ihre Stimmung trüben und Aggressionen fördern. Versuchen Sie solche Gedanken gänzlich zu unterbinden, da sie Gift für Ihre psychische Verfassung sind. Im Umkehrschluss können positive Gedanken und eine wohlwollende Haltung all dem gegenüber, was Ihnen im Leben widerfährt, eine enorme Bereicherung sein. Denn das Geheimnis für ein glückliches Leben ist eine tief empfundene positive Lebenseinstellung, die zu Ihrer wichtigsten Kraftquelle werden kann. Wenn Sie jeden Tag darauf bedacht sind, die guten Gefühle wie beispielsweise Freude, Heiterkeit, Dankbarkeit und Liebe bewusst wahrzunehmen, dann können Sie lernen, besondere Momente durch *Innehalten* in Ihrem Gedächtnis abzuspeichern. Diese Erinnerungen sind die Juwelen Ihrer Vergangenheit und können Ihnen in schwierigen Zeiten Hoffnung und Zuversicht geben. So werden Ihre schönen Erinnerungen zu Sternstunden, die Ihnen in schwierigen Zeiten helfen, den Halt nicht zu verlieren. Ein Leben frei von negativen Gedanken und Stimmungen zu erleben, ist ein unrealistischer Anspruch, und selbst mit einer positiven Lebenseinstellung können nicht alle Sorgen und Nöte vergessen oder schmerzhafte Erfahrungen ungeschehen gemacht werden. Deshalb ist es für ein ausgeglichenes Seelenleben essenziell, dass wir uns auf positive Gedanken fokussieren und all jene Ressourcen im Alltag nutzen, die uns zur Verfügung stehen. Eine Ressource ist ein anderes Wort für eine Kraftquelle, die uns Energie zurück gibt, uns das Leben genießen lässt und uns widerstandsfähig macht.

Fühlen Sie sich permanent gestresst, so werden Sie womöglich krank. Das Immunsystem bricht zusammen, körperliche Verspannungen, Nackenschmerzen oder Kopfdruck können die Folge sein, wenn zu viel auf Ihren Schultern lastet. Sie sind Ihr eigener Glücksschmied. Da das Glück nicht jedem in den Schoß fällt, ist es Ihre Aufgabe, diesen Stresssymptomen bewusst vorzubeugen, indem Sie versuchen, möglichst viele positive Gefühle zu erleben. Öffnen Sie Ihren Blick auch für die kleinen Glücksmomente in Ihrem Leben und nehmen Sie diese ganz bewusst wahr.

Die amerikanische Psychologin Barbara L. Fredrickson[1] konnte in mehreren Studien belegen, dass es auf die Quantität der positiven Gefühle ankommt. Sie nahm als Messinstrument den „Positiven Quotienten", der sich aus dem Verhältnis zwischen tief empfundenen positiven und herzzerreißend negativen Gefühlen während eines beliebigen Lebensabschnittes berechnet. In Ihren Studien zeigte sie, dass, wenn der Anteil der positiven Ereignisse unter einen gewissen Wert fällt, die Menschen schneller in eine Abwärtsspirale gerieten, in denen ihre Misserfolge fast vorhersagbar wurden. Sie kam zu dem Ergebnis, dass ein Quotient von 3:1 ausreichend zu sein scheint für ein ausgeglichenes Befinden.

Das bedeutet, dass drei gute Gefühle mit einem schlechten Gefühl verrechnet werden. Versuchen Sie, möglichst viele schöne Momente zu erleben. Bemühen Sie sich, auch in einer misslichen Lebenslage eine optimistische Sichtweise anzunehmen, oder versuchen Sie zumindest, Ihre Schwächen oder Misserfolge mit Humor zu betrachten. Wutgefühle beispielsweise lassen sich gut durch Humor auflösen.

Wem es schwer fällt, bewusst auf die kleinen Glücksmomente im Alltag zu schauen, dem kann es helfen, sich in einem kleinen Taschenbuch Notizen zu machen. Im Idealfall passt dieses Heft in die Hosen- oder Jackentasche und ist immer griffbereit, denn auch die schönen Momente sind sehr flüchtig und werden oftmals zu wenig gewürdigt. Das schärft den Blick für jegliche positive Begegnungen und wohltuende Erfahrungen im Alltag und intensiviert das Lebensgefühl. Dadurch gehen wir achtsamer durchs Leben und können viel mehr Dankbarkeit für all das empfinden, was nicht selbstverständlich ist.

Nehmen Sie die kleinen, manchmal versteckten Glücksmomente im Alltag wahr?

Unbewusste Konflikte

Solange wir leben, fühlen wir auch etwas. Nicht alle Gefühle können wir uns gleich gut eingestehen und zum Ausdruck bringen. In manchen Situationen fällt es leichter, unserem Gegenüber zu widersprechen, zu weinen oder andere Gefühle zu zeigen. In anderen Momenten können

---

[1] Fredrickson, Barbara L. 2011): *Die Macht der guten Gefühle*. Frankfurt am Main: Campus.

diffuse Sorgen, problematische Beziehungen, Verlustängste, Gehemmtheit und viele weitere Faktoren dazu beitragen, dass wir nicht das aussprechen, was wir fühlen und was unsere Seele belastet.

Manchmal entstehen auch unangenehme Gefühlszustände im Körper oder befremdliche Bilder in unserer Erinnerung, für die wir uns aus irgendeinem Grund schämen. Gefühle, die als unangenehm erlebt werden, versucht der Mensch zu verdrängen und abzuwehren, um sich nicht mit den Hintergründen beschäftigen zu müssen. Manch einer ist Experte auf diesem Gebiet, da er von klein auf nicht die Freiheit bekommen hat, auch Gefühle wie Wut, Enttäuschung oder Traurigkeit auszuleben, sondern eher dazu angehalten wurde, sie zu unterdrücken und „runterzuschlucken". Wer das eine Kindheit lang trainieren musste, dem gelingt das im Erwachsenenalter augenscheinlich recht effektiv. So können selbst gut gelaunt wirkende, selbstsicher auftretende Menschen gravierende Probleme mit sich herumschleppen und innerlich tief traurig sein, ohne dass das direkte Umfeld es erahnen würde.

Die menschliche Psyche ist so raffiniert, dass zum Beispiel schwerwiegende traumatische Erlebnisse von den Betroffenen auf Nachfrage nicht immer ad hoc in Erinnerung gerufen werden können, da sie so weit „verdrängt" wurden beziehungsweise in einer Ecke unseres Gedächtnisses abgespeichert wurden, auf die nicht ohne Weiteres zugegriffen werden kann. Eine geordnete Schilderung des Ereignisses oder andere damit zusammenhängende Informationen können oftmals nicht richtig wiedergegeben werden, was in Gerichtsprozessen nicht selten die Glaubhaftigkeit der Opfer infrage stellt. Die Hintergründe für das innere Erleben, konkrete Schreckensbilder oder wiederkehrende Albträume können bei vielen traumatisierten Menschen nicht ohne therapeutische Hilfe aus der Erinnerung abgerufen werden. Das erschwert die Verarbeitung und macht in vielen Fällen den Betroffenen das Leben zur Hölle. Eine posttraumatische Belastungsstörung ist quasi eine Extremreaktion unserer Psyche als Antwort auf einen unbearbeiteten Konflikt.

Oft sind es im Alltag weniger gravierende Konflikte, die unterschwellig vorhanden sind, ohne dass wir uns dessen bewusst werden, oder aber auch ganz bewusste Themen, die immer wieder in unserem Leben auftreten und für uns typisch sind. Das können unerledigte Aufgaben, angefangene Projekte oder ungeklärte Beziehungskonflikte sein, die im Unterbewussten in uns arbeiten und Speicherplatz in unserem Kopf belegen. Jedoch genau diese ungeklärten Themen arbeiten in uns und rauben uns unsere wertvolle Kraft. Indem wir uns irgendwie doch unbewusst damit befassen, beschäftigt sich unser Gehirn damit, und belastende Gefühle entstehen. Da wir es aber nicht bewusst erleben und nicht bewusst an der Klärung und Bearbeitung dieser seelischen Konflikte mitwirken, ist die Arbeit unseres Gehirns ineffektiv und beraubt uns lediglich unserer geistigen und körperlichen Kraft. Das verbraucht viel Energie und macht extrem müde.

Das kann auch der immer wiederkehrende Ärger über die Schwiegermutter sein, die sich in die Kindererziehung einmischt und ihre eigenen Erziehungskonzepte durchsetzt. Oder der Lebenspartner, der immer wieder gut gemeinte Entscheidungen trifft, ohne Sie entsprechend zuvor einzubeziehen. Bei vielen dieser Konflikte schaffen Sie es einfach nicht, rechtzeitig Ihren Frust darüber zum Ausdruck zu bringen, obwohl Sie womöglich die Gelegenheit dazu hätten. Zum Beispiel: bei einem Arbeitgeber, von dem Sie sich unterdrücken lassen, bei Geldsorgen, bei familiären Konflikten, bei Menschen, denen Sie helfen, ohne eine Wertschätzung zu erhalten, bei Freundinnen, die bewusst verletzende Kommentare von sich geben, da sie eifersüchtig sind. Es ist nicht immer leicht, all das adäquat zum Ausdruck zu bringen, was wir denken und fühlen. Manchmal fühlt sich unser Gegenüber ungerecht behandelt, oder wir selbst sind verletzt oder beleidigt, weil wir uns schlecht behandelt fühlen.

So gibt es unzählige Situationen, die uns auf den Magen schlagen können, weil wir uns über andere derart ärgern oder uns schlichtweg selbst im Weg stehen. Bekommen die dazugehörigen Gefühle keine Beachtung oder kein Gehör, so kann sich daraus neben einer chronischen Erschöpfung eine depressive Erkrankung entwickeln. Aber allem voran machen diese Situationen im Alltag sehr müde und lassen uns schlecht schlafen.

Der Ausdruck von Freude, Zuneigung, Glück und Leidenschaft, aber auch von Ärger, Wut und Gekränktheit ist der Katalysator unserer Seele. Je besser wir von klein auf lernen, auch negative Empfindungen wahrzunehmen, und uns trauen, sie zum Ausdruck zu bringen, desto regelmäßiger kann sich unsere Seele reinigen. Indem wir das zeigen, was wir fühlen, und das aussprechen, was wir denken, wird unser Kopf frei und unser Herz leichter. Durch die Mitteilung der Gefühle heilen sich nicht nur einige Wunden von selbst, sondern das Problem wird uns bewusster, wir sehen und fühlen klarer und können besser an einer Lösung für den bestehenden Konflikt arbeiten.

Gedanken fühlen sich sehr belastend an, solange sie sich im Kreis drehen oder uns in ungünstigen Momenten „überfallen". Sprechen wir über unsere Empfindungen, so ordnen sich die Gedanken, werden greifbar und verlieren an Bedrohung. Diese zunehmende Klarheit vertreibt Müdigkeit, gibt Kraft und lässt uns spüren, dass wir wieder handlungsfähig sind.

Auch Erwachsene können den Ausdruck von Gefühlen und die Verbalisierung von Missständen noch lernen. Das ist enorm wichtig für das soziale Zusammenleben, denn es vermeidet Missverständnisse und macht uns für unsere Mitmenschen spürbar, sympathisch und emotional erreichbar. Gefühle jeglicher Art und Intensität sind menschlich, auch wenn es sich in manchen Situationen fremd oder beschämend anfühlen mag. Kein Mensch ist frei von Sorgen, Zweifeln oder zwischenmenschlichen Konflikten.

Ich möchte Sie im Rahmen eines bestehenden Erschöpfungszustandes dazu motivieren, einmal in sich hineinzuhorchen und nach unbewussten oder auch ganz bewussten Konflikten zu schauen und sich auf die Suche nach einer Lösung zu begeben.

10

Achtsamkeit macht wach

Menschen denken, sie seien unersetzlich. Der ganze Tag ist in engem Takt durchorganisiert, nicht zuletzt, damit die Kinder bestmöglich versorgt, der Ehepartner oder die Ehepartnerin zufrieden sind und der Geldbeutel voll ist. Ein Leben auf der Überholspur hat jedoch häufig seinen Preis. Irgendetwas bleibt immer auf der Strecke, wenn den ganzen Tag über gearbeitet, geplant und organisiert wird. Sei es auch nur die nötige Achtsamkeit für den einzelnen Moment, die unser Leben so lebenswert und einzelne Begegnungen so wertvoll macht. Dieser Mangel an Gegenwärtigkeit bedeutet, nicht im Jetzt zu sein, was dazu führt, dass wir uns nicht die Zeit nehmen, unseren Akku im Verlauf des Tages wieder aufzuladen und mal richtig durchzuatmen. Ist der Alltag derart stressig und körperlich anstrengend, dass eine unterschwellige Nervosität und Gereiztheit überhand nimmt, so sollten Sie schleunigst etwas ändern.

Wie Achtsamkeit die Lebensqualität verbessert

Ist Achtsamkeit nur ein Trend unserer Zeit oder ein wirkliches Erfolgskonzept?

Achtsamkeit bedeutet, sich selbst und all das, was man im Leben erfährt, mit allen Sinnen bewusst wahrzunehmen und im besten Fall auch zu genießen. Es ist eine gezielte Form der Aufmerksamkeit, die es uns zu jedem Zeitpunkt ermöglicht wahrzunehmen, wie es uns wirklich geht. Achtsamkeit ist die Hingabe für den Moment, der während eines stressigen Alltags

© Der/die Autor(en), exklusiv lizenziert durch Springer-Verlag GmbH, DE, ein Teil von Springer Nature 2021
C. Kattan, *Chronische Erschöpfung - nur müde oder wirklich krank?*,
https://doi.org/10.1007/978-3-662-63874-3_10

eine Fokussierung auf die eigenen Bedürfnisse und Gefühle zulässt. Diesen Kontakt zu unseren inneren Gefühlen können wir umso besser herstellen, wenn wir uns die Zeit dafür nehmen, in uns hineinzuhorchen. Das geht in unserer heutigen, digitalen, schnelllebigen Zeit manchmal verloren. Je besser Sie von klein auf gelernt haben, Gefühle wahrzunehmen und zu deuten, desto besser werden Sie darin sein, sich Ihre eigenen Bedürfnisse zu erfüllen und für Ihre Rechte einzustehen.

Diese Fokussierung auf die Wahrnehmung wohltuender Gefühle lässt uns das Leben nicht nur intensiver empfinden, sondern steigert auch das Genusserleben und sensibilisiert uns dafür, was für unsere allgemeine Gesundheit unter Umständen eher schädlich ist. Das bewusste Erleben einzelner Situationen und die Bewusstmachung der Stressfaktoren im Alltag ermöglicht es Ihnen, frühzeitig zu erkennen, welche Lebensumstände möglicherweise nicht zuträglich für Ihr Wohlbefinden sind.

Je klarer Sie Ihre eigene Gefühlswelt wahrnehmen und benennen können, desto selbstfürsorglicher können Sie handeln, was Ihre Zufriedenheit steigert. Damit Sie sich im Alltag lebendig und kraftvoll fühlen können, müssen Sie erfahren haben, was lebendig und kräftig macht. Damit Sie sich eins und stimmig mit sich selbst fühlen, müssen Sie ein Konzept davon entworfen haben, was Ihre Integrität ausmacht.

Wie häufig nehmen Sie sich im Alltag die Zeit, einzelne Momente bewusst wahrzunehmen? Suchen Sie bewusst nach den Dingen, die Sie entschleunigen und die Ihnen Entspannung verschaffen?

Der Tagesablauf der meisten Menschen besteht aus etlichen Vorgängen, die weitgehend automatisch und unbewusst ablaufen, wie beispielsweise das Händewaschen, Essen und Trinken. Wären wir den ganzen Tag lang hundertprozentig aufmerksam und „bewusst", dann könnte das enorm anstrengend sein, weil alle Sinneseindrücke bewusst verarbeitet werden würden und die damit zusammenhängenden Gedanken möglicherweise viele Reaktionen und Handlungsfolgen in uns bewirken würden. Es ist absolut sinnvoll und energiesparend, einige Tätigkeiten oder Handlungsabläufe im Autopilot-Modus zu bewerkstelligen. Wenn dieser Modus jedoch zu einem fest eingestellten Programm wird, das uns nur noch „funktionieren" lässt und die meiste Zeit des Tages vorherrscht, so kann es passieren, dass wir am Leben vorbeileben. Vieles bleibt unbemerkt, und der Tag zieht an uns vorbei, geht zu Ende, ohne dass wir selbstbestimmt und aktiv an seiner Gestaltung mitgewirkt haben. Wir sind weniger kreativ, halten weniger inne, funktionieren wie ein Roboter und fühlen uns dabei womöglich noch gestresst. Das ist extrem erschöpfend.

Damit Sie sich nicht in einem Dauerlauf befinden, ist es wichtig, zwischendurch *innezuhalten und aktiv Pause zu machen.* Mehrere Ruhephasen sind in jedem Tagesablauf erforderlich, damit sich die Muskulatur entspannen, die Gedanken im Kopf beruhigen und die Psyche erholen kann. Nur so tanken Sie jeden Tag aufs Neue wieder Energie und bleiben leistungsfähig. Es ist wichtig, dass Sie sich auch im Alltag hin und wieder etwas gönnen und sich selbst wichtig nehmen. Das Leben ist zu kurz, um immer nur hart zu arbeiten. Eine gute Balance zwischen Kraft erfordernden und Kraft spendenden Tätigkeiten hält die Seele im Gleichgewicht. Wer drohende Erschöpfungszustände aufgrund der ständig anstehenden Aufgaben ignoriert, der kann leicht in eine depressive Stimmungslage geraten, woraus sich auch eine behandlungsbedürftige psychische Erkrankung entwickeln kann.

Lernen Sie erneut, den Momenten und Begegnungen im Leben Beachtung zu schenken, die der Seele guttun und das Wohlbefinden steigern. Unsere Sinne müssen ebenso geschult werden wie sämtliche andere Fertigkeiten, die wir uns im Laufe eines Lebens aneignen. Konzentrieren wir uns auf die Gegenwart, dann können all unsere Sinne im Alltag viel mehr aufnehmen, was unsere Sinneswahrnehmung intensiviert und das Genussempfinden steigert. Mit ein paar Minuten gezielter Achtsamkeit können Sie nicht nur Ihre Stimmung verbessern, sondern auch Fettleibigkeit, Trägheit und Abhängigkeitserkrankungen vorbeugen, die Ihrer Gesundheit schaden.

Wenn Sie bewusster leben, verschafft Ihnen das Vorteile in sämtlichen Lebensbereichen, erleichtert Ihnen Ihre Lebensführung und bereichert zwischenmenschliche Beziehungen. Je besser Sie Ihre Aufmerksamkeit und Ihre Gedanken steuern können, desto seltener werden Sie sich in Gedankenkreisen verstricken, in Problemen feststecken oder in Zwickmühlen verweilen. Denn all das ist nur ein Ausdruck von Unbewusstheit. Wer sich Klarheit über die jeweilige Situation verschafft und früh ein Verständnis und ein Problembewusstsein entwickelt, der ist sich seiner *selbst bewusst* und kennt auch seinen eigenen Standpunkt. Das reduziert Unsicherheit und schafft ein stabiles Selbstbewusstsein, was viele Situationen erleichtert.

Gehen Sie Ihren Bedürfnissen nach und üben Sie sich in einer vermehrten Aufmerksamkeit im Alltag. Sie können das gleich mithilfe der folgenden Achtsamkeitsübungen erproben.

Ein kleines Achtsamkeitstraining für den Alltag

Achtsames Essen

Viele Menschen wählen ihre Mahlzeiten weder besonders bedacht, noch kauen oder schlucken sie bewusst. Dadurch ist das allgemeine Genuss-empfinden reduziert, die sättigenden Effekte treten erst später ein, und wir haben generell nicht so viel davon, zumal schnell verspeiste Nahrung oftmals weniger bekömmlich ist.

Sich ganz bewusst auf das Essen zu konzentrieren, Geschmacksrichtungen und Konsistenzen gesondert wahrzunehmen, Geruch, Farbe und Aus-sehen zu registrieren oder sich sogar an liebevoll zubereiteten Gerichten zu erfreuen, das ist eine besonders alltagstaugliche Übung, die Sie in Ihrer Achtsamkeit schult. Vor allem gutes Essen in Verbindung mit ein bisschen Esskultur lässt Sie die Vorteile einer bewussten Lebensführung unmittelbar spüren. Vor allem wenn Sie achtsam und langsam essen, werden überzählige Pfunde schnell purzeln. Sollte es Ihnen schwerfallen, besonders langsam zu essen, so können Sie sich auch einen Handytimer auf 15 min stellen und derart gemütlich und genüsslich essen, dass nach Ablauf der Zeit Ihr Teller noch nicht ganz leer ist.

> Lassen Sie es sich einmal richtig schmecken!

Freudenbuch

Wenn wir uns jeden Tag darüber Gedanken machen würden, dass wir morgen sterben könnten, dann ist ein unbeschwertes Leben kaum möglich. Da es aber im Prinzip durchaus der Fall sein könnte und unser Dasein end-lich ist, sollten wir möglichst viel Freude im Leben empfinden. Unsere Seele sollte mit Leichtigkeit, Zufriedenheit und Zuversicht erfüllt sein, damit wir von diesem kurzen Leben möglichst viel haben. Dabei hilft Ihnen wieder einmal die Achtsamkeit.

Ein Freudenbuch ist eine Möglichkeit, ein Bewusstsein für all jene Glücksmomente zu bekommen, die uns im Tagesverlauf begegnen. Tragen Sie beispielsweise ein Notizbuch bei sich, so werden Sie dazu angehalten, nach diesen Momenten regelrecht zu suchen, um Ihr persönliches Freuden-buch möglichst voll zu bekommen. Das macht Sie reich, denn das sind all jene wertvollen Erfahrungen, die Ihnen etwas bedeuten, auf die Sie vielleicht auch stolz sind oder die sie gerne nachträglich noch mit anderen Menschen teilen möchten. Das können auch kleine persönliche Erfolgsmomente sein, die Sie in Ihrem Gedächtnis abspeichern möchten. Sie können darauf zurückblicken und davon zehren, sie im Gespräch oder in Gesten weitergeben und sich selbst daran immer wieder erfreuen. Es ist ein ausnehmend gutes Gefühl, das bei der Bewusstmachung kleiner Freuden entsteht, die Sie anderenfalls im Alltagsbrass nicht in dem Maße wahrgenommen oder gewürdigt hätten. Diese Momente kann Ihnen keiner mehr nehmen.

Gefühlstagebuch

Meist sind es die schlechten Momente im Leben, die Menschen den Stift in die Hand nehmen lassen, um seitenweise Gedanken zu Papier zu bringen oder in Liebesbriefen ihr Herz auszuschütten. Denn die schönen Gefühle sind oftmals sehr flüchtig, oder wir nehmen sie als selbstverständlich hin und schätzen sie zu wenig, als dass wir diesen besonderen Lebensmomenten mit einer schriftlichen Widmung extra Beachtung schenken würden.

Ein Gefühlstagebuch kann dabei helfen, sich selbst und viele Situationen im Leben besser zu verstehen, zu verkraften oder auch abzuhaken. Wenn wir uns unserer Gefühle bewusst werden, dann klingen vor allem negative Empfindungen schneller ab: Ängste relativieren sich, Wutgefühle verwandeln sich in Sarkasmus, und Enttäuschungen werden besser verarbeitet. Auf diese Weise werden unbewusste Konflikte aufgedeckt, die uns sonst unterschwellig belasten würden. Ungeklärte Situationen arbeiten in uns weiter und machen uns das Leben schwer. Indem wir uns mit unseren Sorgen und Ängsten beschäftigen, bekommen diese Gehör, und das führt dazu, dass im Gehirn viel bessere und effektivere Bewältigungsmechanismen angestoßen werden, als wenn wir aus Angst vor unangenehmen Gefühlen diese Konflikte weiter verdrängen oder von uns wegschieben. Das Aufschreiben hat etwas Befreiendes für unsere Seele, die diese unangenehmen Gefühlszustände schnell loswerden möchte, denn keine Seele möchte traurig sein.

Nehmen Sie sich die Zeit und überlegen Sie in Ruhe, welche Gefühle und Erlebnisse in der letzten Woche Sie besonders emotional bewegt haben. Vielleicht gibt es auch unangenehme Empfindungen, die Sie mit der nahen Zukunft verbinden, die blockierend auf Sie einwirken oder die Sie an Ihrer freien Entfaltung hindern. Sie können dieses Gefühlstagebuch ebenso in Bezug auf Ihre partnerschaftlichen Gefühle führen und es als Grundlage für gemeinsame Gespräche nutzen, die zum Ziel haben können, eine

Weiterentwicklung der Partnerschaft zu fördern, Beziehungsprobleme zu klären oder einfach nur die allgemeine Zufriedenheit zu erhöhen.

Die Kraft der Dankbarkeit

Das Gefühl der Dankbarkeit, die Fähigkeit, Dankbarkeit zu empfinden, ist unerschöpflich. Dankbarkeit ist trainierbar und enorm steigerbar. Sie können für einen gelungenen Urlaub dankbar sein, für Ihre Lebenssituation, die Gesundheit Ihrer Familienmitglieder und für Ihre Gehaltserhöhung. Aber auch für den ersten Lichteinfall, den Sie morgens wahrnehmen, Ihr tägliches Frühstück mit warmem Kaffee, eine angenehme Arbeitsatmosphäre, Kinderlachen, gute Stimmung, freundliche Kontakte und letztendlich für all die Dinge, die nicht selbstverständlich sind, aber aktuell gut funktionieren. In dem Moment, in dem Sie sich all das klarmachen, wofür Sie dankbar sein können, werden Botenstoffe im Gehirn freigesetzt. Das sind die sogenannten Glückshormone, die in diesem Moment wohltuende Effekte im Körper bewirken, indem Sie Ihre Wahrnehmung dafür schärfen. Da der Mensch ein Gewohnheitstier ist, hangelt er sich im Alltag von einer Gewohnheit zur nächsten und nimmt oftmals die kleinen Wunder, die zwischendurch passieren, gar nicht mehr wahr.

Es könnte alles anders sein! Jeder Tag, an dem Sie in guter körperlicher Verfassung, ohne nennenswerte Beschwerden aufwachen, sollte ein Tag sein, für den Sie dankbar sind, denn das ist nicht selbstverständlich. In Deutschland sind wir zwar relativ sicher vor dem nächsten Krieg, aber wenn Sie sich einmal umschauen, werden Ihnen sicher einige Menschen oder Familienschicksale einfallen, die Sie bewegen oder nachdenklich stimmen. Auch mit dem Ausmaß und den Folgen der jetzigen Pandemie hat wohl kaum jemand gerechnet.

Diese Dankbarkeit jeden Tag zu empfinden setzt eine bewusste Lebensgestaltung voraus und bereichert Sie in jeder Hinsicht. Je regelmäßiger Sie sich all jene Aspekte bewusst machen, die Ihnen Sorgen ersparen, für die Sie froh, glücklich und dankbar sind, desto natürlicher wird es sich anfühlen. Eine positive innere Einstellung Ihrem Leben und Ihren Mitmenschen gegenüber verändert viel in Ihrem Körper. Nicht nur Ihre Gedanken werden darauf getrimmt, weniger negativ zu sein, was besonders die Ausschüttung der stimmungsverbessernden Neurotransmitter ankurbelt. Darüber hinaus wird Ihre Körperhaltung verbessert, Ihre Muskulatur gestärkt, und Ihre gesamte Ausstrahlung wirkt positiver auf Ihre Mitmenschen. An die Stelle von allem, was Sie an Ihrem Leben bisher kritisiert haben, tritt das, wofür

Sie dankbar sind. Sie sehen plötzlich alles, was Sie haben, und das macht Sie reich. Ihr Fokus verschiebt sich, und mit dieser neuen Gewissheit über Ihren persönlichen Reichtum können Sie Berge versetzen. Mit dieser optimistischen Haltung betrachten Sie fortan alles, was Sie schon erreicht haben, was Sie bewirken konnten und was Sie weiter schützen wollen, weil es Ihnen wertvoll und lieb ist.

Ob Sie nun religiös sind und Ihrer Dankbarkeit mehrfach täglich in einem Gebet Ausdruck verleihen, oder ob Sie einfach nur achtsam und bewusst jede Situation wahrnehmen und denken „wie schön, dass es so ist…", das ist nicht entscheidend. Probieren Sie es selbst einmal aus.

> Wofür oder wem sind Sie heute besonders dankbar?

Eigene Bedürfnisse achten

Jeder Mensch hat Bedürfnisse. Diese können sehr individuell sein. In den Grundbedürfnissen wie zum Beispiel Nahrungsaufnahme, Schlaf, Sicherheit, Ruhe, Zuwendung und Entspannung unterscheiden sich die Menschen recht wenig. Leider passiert es in Anbetracht eines vollgepackten, stressigen Alltags häufig, dass nicht nur individuelle Bedürfnisse vernachlässigt werden, sondern sogar einzelne Grundbedürfnisse zu kurz kommen. Die Folge davon ist nicht jedem unbedingt bewusst, wurde aber im Rahmen dieses Ratgebers schon in verschiedenen Kapiteln erläutert.

Achten Sie deshalb unbedingt auf Ihre Selbstfürsorge und kümmern Sie sich um sich selbst. Was brauchen Sie, um sich zwischendurch entspannen zu können? Es gibt zum Beispiel verschiedene Entspannungsformen, die auf die persönlichen Bedürfnisse abgestimmt sind oder gezielt erlernt werden können. In speziellen Seminaren werden Sie angeleitet, die jeweilige Technik zu erproben. Die progressive Muskelentspannung nach Jacobson und autogenes Training gehören dazu und werden oftmals von den gesetzlichen Krankenkassen finanziell bezuschusst. Auch Yoga oder Chi Gong sind gute Sportarten, um innerlich zur Ruhe zu kommen, die Muskeln zu entspannen, verkürzte Sehnen und Bänder zu dehnen und einen Ausgleich zu dem oftmals stressigen Alltag zu finden. Professionelle Massagen oder ein regelmäßiger Wellness-Aufenthalt können gut dabei helfen, abzuschalten und körperliche Verspannungen zu lösen. Gerade Abschalten ist in Zeiten, in denen erwartet wird, dass man immer telefonisch zu erreichen und ansprechbar ist, gar nicht so leicht. Gönnen Sie sich eine Auszeit von Ihrem Handy und schalten Sie es zeitweilig auch mal ab.

Ebenso energieraubend können unfruchtbare Diskussionen oder unbefriedigende Beziehungen sein. Verschwenden Sie nicht Ihre Lebenszeit damit, andere Menschen bekehren zu wollen oder anderen hinterher zu laufen, denn dafür sollten Sie sich zu schade sein. Befreien Sie sich von den Menschen, die unzumutbare Erwartungen an Sie haben, oder grenzen Sie sich zumindest besser ab. Es gibt nichts Schöneres als funktionierende Beziehungen, schöne Gespräche und gemeinsame Unternehmungen. Den eigenen Bedürfnissen nachzukommen, bedeutet jedoch vor allem, etwas für sich selbst und das eigene Wohlbefinden oder die persönliche Weiterentwicklung zu unternehmen. Dazu zählt unter anderem ein Hobby, eine Freizeitbeschäftigung, der Sie gerne nachgehen, weil sie Ihnen Spaß bereitet und Sie auf besondere Weise fordert oder besonders entspannt.

To-do-Liste für die nächste Woche

Wenn wir durch den Alltag hetzen, dann geht uns viel Lebensqualität verloren. Die Intensität und inhaltliche Qualität von Begegnungen und Gesprächen ist eine andere, wenn wir nicht unter Zeitdruck stehen, als wenn wir während des Gesprächs schon an die nächsten Erledigungen denken. Wenn wir zwischen den einzelnen Tageszielen Zeit zum Durchatmen haben und die Termine etwas großzügiger planen, dann fühlen wir uns weniger gestresst und finden Zeit, die Beine für ein paar Minuten hochzulegen. Ein vollgestopftes Tagesprogramm fühlt sich direkt viel angenehmer und kinderfreundlicher an, wenn wir nicht von Termin zu Termin hetzen. Hinzu kommt, dass an jeder Ecke ablenkende Einflüsse auf uns warten. Durch die moderne Welt, Social Media, Nachrichtenkanäle, YouTube und Ähnliches sind wir einer permanenten Reizüberflutung ausgesetzt, die ein ständiges Priorisieren und Wechseln unserer Aufmerksamkeit erfordert. Vor allem durch die digitalen Medien werden wir ständig verführt, Multitasking zu betreiben, um an allen Orten gleichzeitig zu sein, um nichts zu verpassen. Selbst wenn Ihnen das verhältnismäßig gut gelingt, so ist es nach neurowissenschaftlichen Erkenntnissen ein Trugschluss, dass das menschliche Gehirn dazu in der Lage ist. Multitasking kann ein bewusstes Erleben und Verarbeiten von Informationen oder Gefühlen nicht leisten. Darüber hinaus versetzt das Bestreben, möglichst viele Dinge gleichzeitig zu erledigen, das Gehirn in einen ständigen Alarmzustand und überfordert das Arbeitsgedächtnis. Wenn zu viele ungefilterte Informationen im Alltags- und

Berufsleben auf uns einprasseln, bekommen wir Schwierigkeiten mit der Gewichtung, sodass es uns schwerfällt, Prioritäten zu setzen. Wir können uns nicht mehr gut darauf konzentrieren, was wir eigentlich tun oder lernen wollen, welche langfristigen Ziele wir verfolgen und woran wir arbeiten möchten. Dennoch können wir dem Trend unserer Zeit nicht ganz entkommen. In unserem digitalen Zeitalter wird erwartet, dass wir andauernd unseren Fokus verändern und uns immer wieder auf etwas anderes einstellen. Das kostet sehr viel mentale Energie und macht müde.

Ein Großteil des Stresses ist somit hausgemacht. Wir lassen uns nicht nur zu häufig ablenken, sondern halsen uns schlichtweg zu viel auf. Deshalb kann es sehr sinnvoll sein, am Anfang der Woche einen Blick in den Taschenplaner zu werfen, welche Erledigungen und Termine wirklich eingehalten werden müssen und was von einem überfüllten Wochenplan gestrichen und auf die nächste Woche verschoben werden kann. Dieses Priorisieren lässt Sie die Wertigkeit Ihrer einzelnen Tätigkeiten ermessen und räumt Ihnen erneut Freiräume ein, die Sie für sich und zu Ihrer eigenen Entspannung nutzen können. Durch die Strukturierung Ihrer Vorhaben haben Sie zudem die Möglichkeit, Ihre Kraftreserven besser einzuteilen und etwas umfangreichere oder unangenehme Erledigungen im Voraus zu planen.

Manche Menschen haben die Tendenz, Dinge aufzuschieben, und verbringen dadurch beispielsweise übermäßig viel Zeit am Computer oder vor dem Fernseher. Falls Sie sich angesprochen fühlen und sich über die oftmals vergeudete Zeit ärgern, könnten Sie unangenehme Aufgaben an den Wochenanfang setzen und sich anschließend mit etwas Angenehmen, wie beispielsweise einem Fernsehabend belohnen. Wenn Sie konkrete Dinge auf Ihrer Tagesliste stehen haben, vertreibt das nicht nur Langeweile, sondern auch Trägheit. Kann Ihnen eine gut durchdachte To-do-Liste dabei helfen, produktiver und ausgeglichener zu sein?

Dieser Tipp gilt auch für einen anstrengenden Arbeitsalltag, an dem Sie mit sehr wichtigen Terminen und einigen weniger wichtigen Anliegen überhäuft werden. Durch ein schriftliches Priorisieren behalten Sie immer die Kontrolle über die Lage und haben das Gefühl, „Herr Ihrer Entscheidungen" zu sein. Das strukturierte Abarbeiten der einzelnen Aufgaben lässt Sie ständig in Aktion sein, ohne dass Sie das Gefühl haben, sich selbst überschlagen zu müssen. Denn mehr, als konzentriert zu arbeiten, können Sie nicht leisten. Viele Dinge brauchen eben ihre Zeit, auch wenn Ihr Arbeitgeber denkt, dass Sie Superkräfte haben und permanent Akkordarbeit leisten können. Eine derartige Arbeitshaltung macht Sie auf Dauer nur krank.

11

Psychotherapie

Was kann Psychotherapie?

Eine Psychotherapie – übersetzt bedeutet das die Behandlung der Seele – ist keineswegs nur etwas für akut Kranke. In manchen Ländern wie beispielsweise Argentinien gilt es schon fast als Statussymbol, einen eigenen Psychotherapeuten zu haben, auf den man in Krisenzeiten zurückgreifen kann. Zwar ist diese Behandlungsform primär für psychische Störungen wie Depressionen, Zwänge, Essstörungen, Angsterkrankungen u. a. gedacht, sie wird aber auch bei sämtlichen anderen körperlichen Erkrankungen als Ergänzung zu der medizinischen Behandlung eingesetzt. Sie sollte somit immer den Zweck haben, die Lebensqualität der Ratsuchenden zu verbessern und diese von innerem Druck zu befreien. Jeder Mensch, ob mit oder ohne nachweisbare Erkrankung, kann darüber hinaus von einer Psychotherapie profitieren, da sie unter anderem dabei hilft, sich selbst besser kennenzulernen, seelische Bedürfnisse wahrzunehmen, mit Schwächen umzugehen und zu einem generell zufriedeneren Leben zu finden. Oftmals kennen wir die Maßnahmen und Verhaltensänderungen, die dazu beitragen würden, unsere Zufriedenheit zu erhöhen, schaffen es aber aus diversen Gründen nicht, selbst den Schalter umzulegen. Während der Therapie kann durch die intensive Beziehung und die unterschiedlichen Persönlichkeiten von Therapeut und Patient etwas ganz Neues, Heilbringendes entstehen. Faszinierende Entwicklungen bezüglich des psychischen Erlebens, ein besseres Verständnis der eigenen emotionalen

C. Kattan, *Chronische Erschöpfung - nur müde oder wirklich krank?*, https://doi.org/10.1007/978-3-662-63874-3_11

Welt, des Denkens und Fühlens führen dazu, dass gemeinsam ein neuer Plan entsteht, der den Patienten auf dem eigenen Lebensweg weiterbringt. Dieser „neue Weg" muss oftmals in vielen Gesprächen erst erschlossen werden. Während dieser vertrauensvollen Gespräche können unbewusste Aspekte zutage kommen, die bisher verhindert haben, dass der Patient seine Probleme aus eigener Kraft bewältigen konnte.

So kann sich hinter Ihrem Erschöpfungsgefühl auch etwas verbergen, das sich durch tiefenpsychologisch fundierte Gesprächstechniken aufdecken lässt. Das kann für Sie ein Zugewinn im Sinne von Zusatzinformationen sein, die bei der Klärung Ihrer Müdigkeit von Bedeutung sind. Manchmal sind es schlichtweg ungünstige Verhaltensmuster, die sich eingebürgert haben und mit einer Verhaltenstherapie analysiert und anschließend in gesundheitsförderndes, belebendes und stärkendes Verhalten umgewandelt werden können.

Falls sich beim besten Willen keine weiteren Gründe finden lassen, so kann Ihnen die Erfahrung des Therapeuten neue Wege aufzeigen, mit Ihren Symptomen besser umzugehen oder sie anders zu bewerten, sodass Sie gelassener sind und Ihre subjektive Belastung abnimmt.

Wie eine Therapie gelingt und worauf Sie achten können

- Der Therapeut sollte den Patienten mit all seinen Beschwerden ernst nehmen und sich einfühlsam und mitfühlend zeigen.
- Ein grundsätzliches Wohlwollen und die vorbehaltlose Akzeptanz des ratsuchenden Menschen sind Grundvoraussetzungen zu Beginn eines jeden Arbeitsverhältnisses. Das spiegelt sich in einem respektvollen Umgang beiderseits wider.
- Der Patient sollte im gleichen Maße mithelfen und sich engagieren wie die behandelnde Person. Er kann nicht erwarten, dass ihm die Lösung auf „dem Silbertablett präsentiert" wird. Jede Lösung ist so individuell wie die dazugehörige Person und ihr Leben, weshalb Sie sich Ihre persönliche Lösung zusammen mit dem Therapeuten erarbeiten müssen. Jeder „tickt" sozusagen anders, und deshalb werden Sie Ihren Weg in keinem Buch geschrieben finden.
- Realistische Ziele und klare Vorstellungen von dem, was die Therapie leisten kann, sind die Schlüsselwörter auf dem Weg zu einer erfolgreichen Zusammenarbeit.

- Im Verlauf der Therapie sollte ein gemeinsames Erklärungsmodell für das Leiden entstehen, das gut nachvollziehbar ist und realistische Behandlungsansätze beinhaltet.
- Man sollte sich verstanden fühlen, Vertrauen haben und sich mit seinem Therapeuten wohlfühlen, auch wenn unangenehme Gefühle oder Themen während der Behandlung aufkommen.
- Die Echtheit des Therapeuten ist ein entscheidender Faktor. Das bedeutet, dass er dem Patienten gegenüber Gefühle von Ärger, Enttäuschung oder Unzufriedenheit ebenso äußern darf wie Freude, Anerkennung und Lob, geradeso wie ein vertrauter Gesprächspartner außerhalb der Therapiesituation. Diese Echtheit und Natürlichkeit ermöglicht es dem Patienten, seinen Therapeuten ein Stück weit einzuschätzen, wie dessen Gefühlslage ist. Das macht viele Abläufe, Therapiefortschritte oder auch Rückschläge besser nachvollziehbar und die gemeinsame Arbeit wesentlich effektiver.

Was den Erfolg behindern kann

- Eine mangelnde Offenheit kann einer tragfähigen Therapeuten-Patienten-Beziehung im Wege stehen und sollte unbedingt immer wieder angesprochen werden. Schlechte Erfahrungen in der Vergangenheit und die Angst vor Ablehnung oder Kritik können bei manchen Menschen dazu führen, dass es verhältnismäßig lange dauert, bis Sie Vertrauen zu Ihrem Therapeuten aufbauen können.
- Unbewusste Persönlichkeitsanteile sind mitunter für unkontrollierbare Impulse und unangenehme Gefühle verantwortlich. Das Unbewusste steuert das menschliche Verhalten oftmals mehr, als Sie ahnen. Während der Kindheit in schwierigen Lebensphasen beispielsweise können sich solche vom Bewusstsein abgekapselten Persönlichkeitsanteile ausbilden und zu ungünstigen Denkmustern oder zerstörerischen Verhaltensweisen führen. Finden diese unbewussten Persönlichkeitsanteile während der Therapie keine Beachtung, so können sie der Grund für einen ausbleibenden Therapieerfolg sein. Diese unbewussten Anteile können in gestalterischen Aufgaben, Entspannungsübungen, Tagträumen oder aber auch in Albträumen während der Nacht besonders gut in Erscheinung treten und dringen damit in unser Bewusstsein ein.
- Abwehrvorgänge im Inneren unserer Seele können dazu führen, dass wir uns nicht ernsthaft auf die Therapie einlassen. Eine diffuse Angst, abhängig von dem Therapeuten und seinen Meinungen und Äußerungen

zu werden, sind ein typisches Beispiel für solche Abwehrprozesse, die eine Therapie ineffektiv machen können. Wer Angst davor hat, dem Therapeuten ausgeliefert zu sein oder ausgenutzt zu werden, der verfällt damit meist in alte Muster, weil er diese Verhaltensweisen durch Missbrauchserfahrungen oder andere negative Erlebnisse als Glaubenssatz innerlich abgespeichert hat.

Zu guter Letzt gibt es leider nicht nur gute Psychologen oder Ärzte. Sie sind selbst gefordert, auf Ihr Bauchgefühl zu hören und sich selbst kritisch zu fragen, ob sich das erforderliche Vertrauen eingestellt hat oder nicht. Nur wenn Sie sich bewusst darauf einlassen, kann Ihre Therapie ein voller Erfolg werden.

Wie man einen Therapieplatz findet

Unter den Begriff Psychotherapie fällt eine Vielzahl an Behandlungsverfahren und psychotherapeutischen Maßnahmen. Dazu zählen vor allem psychotherapeutische Gespräche, Entspannungsverfahren und kognitive Methoden. Die Anbieter solcher Leistungen sollten über eine geprüfte Berufsqualifikation verfügen und während ihrer Tätigkeit ethische Grundsätze und gesellschaftliche Normen erfüllen. Ob für Sie eher eine Verhaltenstherapie infrage kommt oder Ihrer Müdigkeit eher durch eine tiefenpsychologisch orientierte Therapie auf den Grund gegangen werden kann, das sollte abhängig von den Symptomen individuell entschieden werden. Besprechen Sie das mit Ihrem Hausarzt, der Ihnen dann eine Überweisung für eine passende Psychotherapieform ausstellen kann.

Sie haben die Möglichkeit, im Rahmen einer Therapieplatzsuche mehrere sogenannte Erstgespräche bei verschiedenen Therapeuten zu führen. Auf diesem Wege können Sie sich dann für jemanden entscheiden, der Ihnen sympathisch ist, bei dem Sie sich wohlfühlen und dem Sie sich emotional öffnen können. Vor allem in den Fällen, in denen Beschwerden vorliegen, aber keine eindeutige Erkrankung dahintersteckt, ist eine vertrauensvolle, gute Beziehung zwischen dem Ratsuchenden und dem Therapeuten besonders wichtig.

Nachdem Sie Ihre Problematik schildern konnten, sollte Ihnen der Therapeut erläutern, wie der Therapieablauf sein könnte und was Sie von der Therapie erwarten können. Wenn Sie sich für einen Therapieplatz entschieden haben, muss von dem Therapeuten eine Diagnose oder zumindest eine Verdachtsdiagnose gestellt und eine Kostenübernahme bei der Krankenkasse beantragt werden. In den meisten Fällen können Sie allerdings nicht direkt beginnen, da Sie erst noch einige Monate auf einer Warteliste stehen. Sobald Sie den Entschluss gefasst haben, eine Therapie zu machen, sollten Sie auch am selben Tag zum Telefon greifen und Erstgespräche vereinbaren. Die Praxen müssen dafür jede Woche im Rahmen einer sogenannten Krisenintervention kurze Termine kurzfristig vergeben können. Sprechen Sie Ihr Anliegen auf den Anrufbeantworter, da während der laufenden Behandlungen das Telefon oft nicht besetzt ist. Sie können auch bei Ihrer Krankenkasse nachfragen. Bei manchen Krankenkassen liegen Listen mit freien Therapieplätzen vor. Auch die „Zentrale Informationsbörse Psychotherapie", die aktuell von der kassenärztlichen Vereinigung geleitet wird, kann Ihnen bei der Suche behilflich sein. Zögern Sie nicht, sich auf die Suche zu machen. Viel Erfolg!

12

Work-life-Balance

Selbstreflexion

In welchen Situationen oder Tageszeiten sind Sie besonders müde?

| |
| |
| |
| |
| |

Wann fühlen Sie sich besonders wach?

| |
| |
| |
| |
| |

© Der/die Autor(en), exklusiv lizenziert durch Springer-Verlag GmbH, DE, ein Teil von Springer Nature 2021
C. Kattan, *Chronische Erschöpfung - nur müde oder wirklich krank?*,
https://doi.org/10.1007/978-3-662-63874-3_12

Haben Sie ein allgemeines Lebensmotto?

Wie beschreiben Sie Ihren persönlichen Sinn des Lebens?

Welchen Mehrwert schaffen Sie durch Ihre Arbeit?

Haben Sie besondere Bedürfnisse, die sich von denen anderer Menschen unterscheiden?

Was macht Sie besonders glücklich?

Welche neuen Anreize und Ziele können Sie schaffen?

Was tun Sie für Ihren persönlichen Stressabbau?

Über welche Ressourcen (Kraftquellen) verfügen Sie?

Printed in the United States
by Baker & Taylor Publisher Services